SEXO NO CATIVEIRO

Esther Perel

Sexo no cativeiro
Como manter a paixão nos relacionamentos

TRADUÇÃO
Adalgisa Campos da Silva

9ª reimpressão

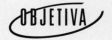

Copyright © 2006, 2018 by Esther Perel
"Wild things in Captivity", retirado de *The Complete Poems of D. H. Lawrence*, by D. H. Lawrence, editado por V. de Sola Pinto e F. W. Roberts. © Estate of Frieda Lawrence Ravagli 1964, 1971. Reproduzido sob permissão de Pollinger Limited e do proprietário.

Grafia atualizada segundo o Acordo Ortográfico da Língua Portuguesa de 1990, que entrou em vigor no Brasil em 2009.

Título original
Mating in Captivity: Unlocking Erotic Intelligence

Capa
James Iacobelli

Foto de capa
Adalis Martinez

Preparação
Sheila Louzada

Índice remissivo
Probo Poletti

Revisão
Carmen T. S. Costa
Adriana Bairrada

Dados Internacionais de Catalogação na Publicação (CIP)
(Câmara Brasileira do Livro, SP, Brasil)

Perel, Esther
   Sexo no cativeiro : como manter a paixão nos relacionamentos / Esther Perel ; tradução Adalgisa Campos da Silva. – 1ª ed. – Rio de Janeiro : Objetiva, 2018.

   Título original: Mating in Captivity : Unlocking Erotic Intelligence.
   ISBN 978-85-470-0069-1

   1. Aspectos psicológicos 2. Casais – Comportamento sexual 3. Excitação sexual 4. Sexo no casamento I. Silva, Adalgisa Campos da. II. Título.

18-18202   CDD-306.7

Índice para catálogo sistemático:
1. Relacionamento entre os sexos : Sociologia   306.7

Iolanda Rodrigues Biode – Bibliotecária – CRB-8/10014

Todos os direitos desta edição reservados à
EDITORA SCHWARCZ S.A.
Praça Floriano, 19, sala 3001 — Cinelândia
20031-050 — Rio de Janeiro — RJ
Telefone: (21) 3993-7510
www.companhiadasletras.com.br
www.blogdacompanhia.com.br
facebook.com/editoraobjetiva
instagram.com/editora_objetiva
twitter.com/edobjetiva

*A meus pais, Sala Ferlegier e Icek Perel,
que permanecem vivos em mim*

WILD THINGS IN CAPTIVITY

Wild things in captivity
while they keep their own wild purity
won't breed, they mope, they die.
All men are in captivity,
active with captive activity,
and the best won't breed, though they don't know why.
The great cage of our domesticity
kills sex in a man, the simplicity
of desire is distorted and twisted awry.
And so, with bitter perversity,
gritting against the great adversity,
the young ones copulate, hate it, and want to cry.
Sex is a state of grace.
In a cage it can't take place.
Break the cage then, start in and try.*

D. H. Lawrence

---

* Um ser silvestre em cativeiro,/ embora mantenha a pureza selvagem,/ não procria, definha, morre./ Os homens estão todos no cativeiro/ tocando a lida da vida/ e os bons não procriam, mas não sabem por quê./ A grande jaula de nossa domesticidade/ mata o sexo no homem, a simplicidade/ do desejo é distorcida, desvirtuada./ Assim, com amarga perversidade,/ nervosos com a adversidade,/ os jovens copulam, acham ruim e querem chorar./ Sexo é um estado de graça./ Não pode ocorrer na jaula./ Então quebre a jaula e comece a tentar.

Sumário

Introdução 11

1. Da aventura ao cativeiro 19
2. Mais intimidade, menos sexo 34
3. As ciladas da intimidade moderna 50
4. Democracia versus sexo quente 63
5. Mãos à obra! 78
6. Sexo é sujo; exceto com alguém que você ama 93
7. Matrizes eróticas 108
8. A chegada dos filhos 124
9. Carne e fantasia 147
10. A sombra do terceiro 166
11. Apimentar de novo o sexo 188

Agradecimentos 207
Notas 209
Referências bibliográficas 215
Índice remissivo..223

Introdução

A história do sexo nos relacionamentos institucionais modernos menciona muitas vezes a diminuição da libido e inclui uma longa lista de álibis sexuais, que pretendem explicar o inescapável fim do erotismo. Nos últimos tempos, ao que parece, todo mundo — do noticiário matinal ao *New York Times* — resolveu tratar da questão. Somos alertados de que muitos casais hoje em dia quase não transam, mesmo quando declaram se amar. Os dois andam tão ocupados, tão estressados, tão envolvidos na criação dos filhos e tão cansados que nem conseguem transar. E, para aqueles que conseguem sobreviver a tudo isso com os sentidos preservados, tem-se os antidepressivos, necessários para aliviar tamanho estresse, como golpe final. É um desdobramento inegavelmente irônico para os *baby boomers* que, cerca de trinta anos atrás, inauguraram uma nova era de liberação sexual. Logo agora que podem transar à vontade, esses homens e mulheres, assim como as gerações que a eles se seguiram, parecem ter perdido o tesão.

Embora eu não tenha nada contra a exatidão desses relatórios da mídia — sem dúvida sofremos de estresse excessivo —, parece-me que esse interesse quase exclusivo pela frequência e quantidade de relações sexuais enfoca apenas as razões mais superficiais do mal-estar que tantos casais sentem. Acho que há muito mais nessa história.

Psicólogos, terapeutas sexuais e observadores sociais há muito andam às voltas com o nó górdio de como conciliar sexualidade e rotina no relacionamento. São muitos os conselhos sobre como apimentar o sexo numa relação institucional. Segundo os especialistas, o problema da diminuição do desejo é uma mera questão de horário, que pode ser resolvida ao organizar e estabelecer prioridades; ou então é uma questão de comunicação, que pode ser atenuada ao se estabelecer o que de fato se quer no sexo.

Não me atrai muito o enfoque estatístico para falar sobre sexo — se as pessoas ainda transam, quantas vezes, quanto tempo dura, quem goza primeiro e quantos orgasmos têm. Quero as perguntas que não têm respostas fáceis. Este livro trata de erotismo e da poética do sexo, da natureza e dos dilemas do desejo erótico. Como é amar alguém? E o que há de diferente em desejar alguém? A intimidade sempre leva a um sexo prazeroso? Por que a chegada dos filhos destrói o erotismo? Por que o proibido é tão excitante? É possível querer o que já se tem?

Todos nós temos a necessidade fundamental de segurança, que nos impele a relacionamentos convencionais em primeiro lugar, e ao mesmo tempo temos uma grande necessidade de aventura e empolgação. Os relacionamentos modernos garantem que é possível satisfazer essas duas necessidades distintas num lugar só. Eu, no entanto, não estou convencida disso. Hoje, procuramos em uma pessoa o que antes uma cidade inteira oferecia: base, propósito e continuidade. Além disso, queremos que nossos relacionamentos nos preencham em termos românticos, emocionais e sexuais. Não surpreende que tantos desmoronem sob o peso de tamanhas expectativas. É difícil obter entusiasmo, mistério e desejo com a mesma pessoa de quem você espera conforto e estabilidade, mas não é impossível. Convido você a pensar de que maneiras é possível pôr risco no que é seguro, mistério no que é familiar e novidade no que é duradouro.

No caminho, vamos tratar de como a ideologia moderna do amor muitas vezes entra em conflito com as forças do desejo. O amor desabrocha numa atmosfera de proximidade, aconchego e igualdade. Procuramos conhecer a pessoa amada, mantê-la por perto, diminuir as distâncias. Importamo-nos com aqueles que amamos, nos preocupamos com eles e nos sentimos responsáveis por eles. Para uns, amor e desejo são inseparáveis; para muitos outros, a ligação emocional inibe a expressão erótica. Muitas vezes, os sentimentos de afeição e proteção que alimentam o amor bloqueiam aquilo que alimenta o prazer erótico.

Minha convicção, reforçada por vinte anos de prática, é de que, ao criarem segurança, muitos casais confundem amor com absorção, o que é um mau presságio para o sexo. Para que haja o impulso para o outro, é preciso haver uma sinapse a atravessar. O erotismo exige distância. Em outras palavras, o erotismo brota no espaço que há entre o eu e o outro. Para entrar em comunhão com a pessoa amada, precisamos ser capazes de tolerar esse vazio e seu véu de incertezas.

Com esse paradoxo para digerir, considere outro: muitas vezes, o desejo carrega sentimentos supostamente incompatíveis com o amor. Só para começar, vem à mente agressividade, ciúme e discórdia. Explorarei as pressões culturais que moldam o sexo domesticado, tornando-o justo, equilibrado e seguro, mas também produzindo muitos casais entediados. Talvez tivéssemos uma vida sexual mais excitante e alegre, até frívola, não fosse nossa inclinação cultural para a democracia na cama.

Para sustentar essa noção, conduzo o leitor para um desvio pela história social. Veremos que os casais contemporâneos investem mais do que nunca no amor, mas que, numa cruel reviravolta do destino, é esse mesmo modelo de amor e de casamento que está por trás do extraordinário aumento do número de divórcios. E, nesse ponto, cabe perguntar se as estruturas conjugais tradicionais algum dia poderão satisfazer o preceito moderno, especialmente quando o "até que a morte nos separe" envolve uma expectativa de vida duas vezes maior que a de séculos passados.

A poção mágica que deveria tornar isso possível é a intimidade. Examinaremos essa premissa por diversas lentes, mas, aqui, vale a pena assinalar que o estereótipo das mulheres como inteiramente românticas e dos homens como predadores sexuais já deveria ter sido dissipado há muito tempo. O mesmo se aplica a ideias que enquadrem as mulheres como desejosas de amor, essencialmente fiéis e inclinadas a viver para o lar, e dos homens como biologicamente não monógamos e avessos a compromisso. Devido às mudanças econômicas e sociais que ocorreram na história recente do mundo ocidental, as divisões tradicionais baseadas em gênero foram contornadas, e hoje qualquer uma dessas características é vista tanto em homens quanto em mulheres. Embora possam ter muito de verdade, estereótipos não captam as complexidades dos relacionamentos contemporâneos. Busco uma abordagem mais andrógina do amor.

Em meu trabalho como terapeuta de casais, inverti as prioridades terapêuticas usuais. Na minha área, somos ensinados a perguntar primeiro como está o relacionamento e só depois explorar como isso se reflete na cama. Por essa ótica, o relacionamento sexual é uma metáfora da relação como um todo. A suposição subjacente é de que, se a relação melhorar, o sexo também vai melhorar, mas, pelo que vejo, nem sempre é assim.

Tradicionalmente, a cultura terapêutica sempre favoreceu a expressão verbal em detrimento da corporal. Porém, sexualidade e intimidade afetiva são duas línguas distintas. Meu intuito é trazer o corpo de volta a seu devido lugar de destaque nas discussões sobre casais e sexualidade. O corpo carrega verdades afetivas que as palavras podem facilmente dissimular. As próprias dinâmicas que são fontes de conflito numa relação — principalmente aquelas que envolvem poder, controle, dependência e vulnerabilidade — se tornam desejáveis quando experimentadas através do erotismo. O sexo se torna, assim, um meio de solucionar conflitos e trazer clareza a questões de intimidade e desejo, e também de começar a sanar essas divisões destrutivas. O corpo de cada uma das partes tem gravada em si toda a sua história pessoal e as censuras sociais, o que faz dele um texto para ser lido por todos nós em conjunto.

Aproveitando o gancho da leitura, este é um bom momento para explicar alguns termos que você encontrará neste livro. Para que fique claro, usarei a palavra "casamento" referindo-me a compromissos afetivos de longo prazo, não apenas a uniões formalizadas legalmente. E às vezes faço uso dos pronomes masculino ou feminino sem necessariamente fazer julgamentos sobre um gênero ou outro.

Como meu nome indica, sou do sexo feminino. Talvez não seja tão óbvio que sou também uma híbrida cultural. Vivo em muitas terras e quero trazer uma visão cultural bem embasada — ou multicultural — para o tema deste livro. Cresci na Bélgica, estudei em Israel e terminei minha formação nos Estados Unidos. Transitando entre várias culturas há mais de trinta anos, desenvolvi a perspectiva de alguém que se sente confortável observando com certo distanciamento. Esses diversos ângulos me permitiram observar como desenvolvemos a sexualidade, como nos ligamos uns aos outros, como relatamos o amor e como nos servimos dos prazeres do corpo.

Minha experiência pessoal serve também a minha vida profissional, seja como clínica, professora ou consultora, no ramo da psicologia intercultural.

Tendo me concentrado na transição cultural, já atuei especificamente com três populações: famílias refugiadas e famílias internacionais (os dois grupos que mais se deslocam atualmente, se bem que por motivos diferentes) e casais interculturais (cônjuges de etnias diferentes). Para estes últimos, as mudanças culturais não decorrem de um deslocamento geográfico — elas acontecem nas suas próprias salas. O que mais despertou meu interesse foi a influência dessa fusão de culturas sobre as relações entre os gêneros e a educação dos filhos. Venho refletindo sobre os muitos significados do casamento e sobre seus diferentes papéis e lugares no sistema familiar em função dos diferentes contextos nacionais. O casamento é um ato particular que envolve apenas dois indivíduos ou um grande affair entre duas famílias? Durante as sessões de terapia com casais, sempre tentei discernir as nuances culturais por trás das discussões acerca de compromisso, intimidade, prazer, orgasmo e corpo. O amor pode ser universal, mas suas construções são definidas em linguagens diferentes em cada cultura, nos sentidos literal e figurado. Sou particularmente sensível às questões sobre sexualidade infantil e adolescente, porque é nas mensagens às crianças que as sociedades mais revelam seus valores, objetivos, incentivos e proibições.

Falo oito idiomas. Alguns aprendi em casa, outros na escola, alguns durante minhas viagens e um ou dois com o amor. Minha proficiência multicultural e meu poliglotismo são úteis em minha prática diária. Trabalho com heterossexuais e gays (não trabalho com a população transexual no momento), tenho pacientes casados, comprometidos, solteiros e que casaram de novo. Jovens, velhos e tudo o mais entre um e outro. Juntos, eles compõem um amplo espectro de culturas, raças e classes sociais. Suas histórias individuais lançam luz sobre as forças culturais e psicológicas que moldam nossas manifestações do amor e da paixão.

Uma de minhas experiências pessoais que mais me influenciaram pode parecer complicada, mas preciso revelá-la aqui, já que esclarece as motivações mais profundas que alimentam minha paixão. Meus pais estiveram em campos de concentração nazistas. Encararam a morte dia após dia durante alguns anos. Foram os únicos sobreviventes de suas respectivas famílias. Ambos saíram dessa experiência querendo atirar-se à vida para se vingar e aproveitar ao máximo. Sentiam que lhes fora concedido um dom único: viver de novo. Meus pais eram diferentes, eu acho. Não se limitavam a querer sobreviver;

queriam reviver. Tinham sede de vida, adoravam experiências exuberantes e gostavam de se divertir. Cultivavam o prazer. Não sei absolutamente nada sobre a vida sexual deles além do fato de que tiveram dois filhos, meu irmão e eu, mas, pela maneira como viviam, eu sentia que tinham um conhecimento profundo do erotismo. Embora eu duvide que conhecessem esse termo, eles personificavam seu significado místico como uma vitalidade, um caminho para a liberdade — não apenas a definição estreita de sexo que a modernidade lhe atribuiu. É essa ideia mais ampla que trago para a discussão que faço neste livro.

Há outra forte influência pessoal que ajudou a dar forma a este projeto. Meu marido é diretor do Programa Internacional de Estudos de Trauma da Universidade de Columbia. Seu trabalho é dar assistência a refugiados, filhos da guerra e vítimas de tortura, ajudando-os a superar o enorme trauma que sofreram. Ajudar esses sobreviventes a recuperar a criatividade e a capacidade de brincar e ter prazer é, em última análise, ajudá-los a se reconectar com a vida e com a esperança que a alimenta. Meu marido lida com a dor; eu, com o prazer. Os dois estão intimamente ligados.

Não cito nos agradecimentos as pessoas sobre quem escrevo, embora eu lhes deva muito. As histórias aqui reproduzidas são autênticas e correspondem quase palavra por palavra à fonte original, mas suas identidades estão protegidas. Durante todo o projeto, compartilhei trechos com eles. Na verdade, foi pela prática que cheguei a muitas das minhas ideias, e não o contrário. Também me baseio na riqueza de considerações cuidadosas feitas por muitos profissionais e autores que já abordaram a dicotomia amor e desejo.

Em meu trabalho, todos os dias me deparo com as realidades detalhadas que se escondem por trás das estatísticas. Vejo pessoas tão amigas que não conseguem ser amantes. Vejo amantes tão aferrados à ideia de que o sexo deve ser espontâneo que acabam não fazendo. Vejo casais que acham a sedução trabalhosa demais, algo que eles não deveriam precisar fazer já que estão casados. Vejo outros que acreditam que intimidade é a total transparência entre as partes; abdicam de qualquer noção de individualidade e depois ficam se perguntando para onde foi o mistério. Vejo esposas que preferem carregar pelo resto da vida o rótulo de "baixa libido" a ter que explicar ao marido que as preliminares precisam ser mais que um prelúdio ao ato propriamente dito. Vejo gente tão desesperada para repelir o desânimo com o relacionamento que está disposta a arriscar tudo por alguns momentos de excitação proibida com outra pessoa. Vejo casais cuja vida sexual é reavivada por um caso extraconjugal e outros para quem um caso acaba de vez com a pouca conexão remanescente. Vejo homens mais velhos que, sentindo-se traídos por seu pênis, correm para o Viagra a fim de aliviar a ansiedade da dura realidade; vejo suas esposas sentindo-se desconfortáveis por verem sua passividade desafiada. Vejo casais com a energia erótica minada pelo desgaste dos cuidados exigidos por um filho recém-nascido, tão consumidos pela paternidade que não se lembram de fechar a porta do quarto de vez em quando. Vejo o homem que busca pornografia na internet não por não se sentir atraído pela esposa, mas por julgar errado o próprio apetite sexual em razão da falta de entusiasmo dela. Vejo gente com tanta vergonha da própria sexualidade que poupa seu amor do suplício de fazê-lo. Vejo pessoas que sabem que são amadas, mas querem ser desejadas. Todas elas me procuram porque desejam vitalidade erótica. Às vezes, chegam encabuladas; outras vezes, desesperadas, abatidas, revoltadas. Não sentem falta apenas do ato sexual, mas do sentimento de conexão, de jovialidade e renovação proporcionado pelo sexo. Convido você a se juntar a mim em minhas conversas com essas pessoas, para ampliarmos nossa visão e chegarmos um pouco mais perto da transcendência.

Para quem pretende sentir de vez em quando o pulso mais acelerado, tenha em mente: entusiasmo e incerteza se entrelaçam — preferimos aceitar o desconhecido a dele nos esconder. No entanto, essa mesma tensão nos traz a sensação de estarmos vulneráveis. Aviso a meus pacientes que não existe "sexo seguro".

Devo lembrar, porém, que nem todos os casais buscam paixão, há inclusive aqueles que nunca nem mesmo a tiveram. Alguns relacionamentos nascem de sentimentos de carinho, ternura e atenção, e os parceiros escolhem permanecer nessas águas mais calmas. Preferem um amor fundado na paciência em vez de na paixão. Para eles, encontrar serenidade num vínculo duradouro é o que importa. Não existe um caminho único, tampouco um caminho certo.

Sexo no cativeiro pretende fazê-lo participar de uma discussão honesta e instigante, se questionar, dizer o indizível, não ter medo de contestar o que se considera certo em termos sexuais e afetivos. Abrindo as portas para a vida erótica e a vida doméstica, convido você a redescobrir o sexo.

1. Da aventura ao cativeiro: Por que a busca por segurança mina a vitalidade erótica

> *O fogo original primordial do erotismo é a sexualidade; ela aviva a chama rubra do erotismo, que por sua vez alimenta outra chama, trêmula e azul. É a chama do amor e do erotismo. A dupla chama da vida.*[1]
> — Octavio Paz, *A dupla chama*

As festas de Nova York são como viagens de campo antropológicas: você nunca sabe quem vai conhecer nem o que vai encontrar. Há pouco tempo, eu estava num evento descolado, e, como é típico nessa cidade de gente cheia de ambição, perguntaram-me o que faço antes mesmo de me perguntarem meu nome.

— Sou terapeuta e estou escrevendo um livro — respondi.

O jovem bonito ao meu lado também estava escrevendo um livro. Perguntei sobre o que era.

— Física — respondeu.

Educadamente, formulei a pergunta seguinte:

— Que ramo da física?

Não lembro o que ele disse, porque a conversa sobre física terminou bruscamente quando alguém me perguntou:

— E você? Sobre o que é seu livro?

— Relacionamentos e erotismo — respondi.

Minha popularidade nunca foi tão alta (em festas, táxis, no salão de beleza, em aviões, com os adolescentes, com meu marido, em todo e qualquer lugar) como quando comecei a escrever um livro sobre sexo. Percebo que há certos tópicos que afugentam as pessoas e outros que agem como ímãs. As conversas brotam. É claro, isso não quer dizer que digam a verdade. Se há um tema que convida à dissimulação, é esse.

— O que, especificamente, sobre casais e erotismo? — perguntou alguém.

— Estou escrevendo sobre a natureza do desejo sexual — respondi. — Quero saber se é possível manter vivo o desejo numa relação de longo prazo, evitar o desgaste.

— O amor não é condição essencial para o sexo, mas o sexo é essencial para o amor — opinou um homem que orbitava os grupos, ainda se decidindo em qual conversa entrar.

— Seu foco são pessoas casadas? Héteros? — perguntou outro. Leia-se: *Seu livro me inclui?*

— É sobre todo tipo de casal. Héteros, gays, jovens, velhos, comprometidos e indecisos — tranquilizei-o.

Expliquei que queria saber como manter um sentimento de vivacidade e entusiasmo nos relacionamentos, se é que isso era possível. Será que existe algo inerente ao compromisso que mata o desejo? É possível conservar a segurança sem sucumbir à monotonia? Queria descobrir se podemos preservar um senso do poético, do que Octavio Paz chama de dupla chama do erotismo.

Não era a primeira vez que eu tinha esse tipo de conversa, e os comentários que ouvi naquela festa não foram novidade.

— Não dá.

— Todo o problema da monogamia é esse, não?

— É por isso que não quero nada sério. Não tem nada a ver com medo, simplesmente odeio tédio no sexo.

— Desejo duradouro? E desejo por uma noite?

— As relações evoluem. A paixão se transforma em outra coisa.

— Abri mão da paixão quando tive filhos.

— Olhe, com alguns homens a gente dorme, com outros a gente se casa.

Como acontece muitas vezes em um debate desse tipo, as questões mais complexas tendem a se polarizar num piscar de olhos, e as nuances são substituídas por caricaturas. Daí a divisão entre românticos e realistas.[2] Os românticos se recusam a levar uma vida sem paixão, juram jamais abrir mão do verdadeiro amor. São os que vivem procurando aquela pessoa com quem o desejo jamais vai esfriar, e toda vez que isso acontece, concluem que o amor acabou. Se o erotismo está em declínio, o amor deve estar em seu leito de morte, concluem. Eles choram a perda do entusiasmo e temem sossegar.

No extremo oposto estão os realistas. Eles afirmam que o amor duradouro é mais importante que o ímpeto sexual e que a paixão leva as pessoas a fazer burrices, que é perigosa, cria confusão e é uma base frágil para o casamento. Nas palavras imortais de Marge Simpson: "A paixão é para adolescentes e estrangeiros". Para os realistas, a maturidade prevalece. O entusiasmo inicial se transforma, torna-se um amor profundo, respeito mútuo, uma história em comum e companheirismo. Não há como fugir da diminuição do desejo. É preciso resistir sem ele e crescer.

Com o desenrolar da conversa, os dois lados se olhavam com um misto de piedade, ternura, inveja, exasperação e absoluto desprezo, mas, embora estivessem em posições radicalmente opostas, ambos concordavam com a premissa fundamental de que a paixão esfria com o tempo.

— Alguns de vocês resistem à perda da intensidade, outros a aceitam, mas que o desejo diminui, isso me parece unânime — comentei. — Vocês discordam sobre até que ponto essa perda é importante.

Para os românticos, a intensidade vale mais que a estabilidade. Para os realistas, a segurança vale mais que a paixão. No entanto, a decepção é comum a ambos, pois poucos conseguem viver felizes num extremo ou no outro.

Nessas ocasiões, invariavelmente, chegava o momento em que me perguntavam se meu livro apresentava alguma solução. O que fazer? Por trás dessa pergunta há um anseio secreto pelo impulso vital, pela onda de energia erótica que indica vitalidade. Qualquer que seja o tipo de segurança a que essas pessoas se convenceram a se acomodar, elas ainda querem muito a força do desejo em suas vidas. Portanto, desenvolvi uma sintonia fina para o momento em que todas essas ruminações sobre a inevitável perda da paixão transformavam-se em manifestações de esperança. As perguntas reais são estas: Podemos ter amor e paixão duradouros numa mesma relação? Como seria exatamente esse tipo de relação?

A ÂNCORA E A ONDA

Podem me chamar de idealista, mas acredito que amor e desejo não são incompatíveis, apenas nem sempre ocorrem ao mesmo tempo. De fato, segurança e paixão são duas necessidades humanas distintas e fundamentais que têm origens diferentes e tendem a nos puxar para lados opostos. Em seu livro *Can Love Last?* [O amor pode durar?], o psicanalista Stephen Mitchell[3] oferece uma estrutura para se pensar esse enigma. Como ele explica, todos nós precisamos de segurança: permanência, confiabilidade, estabilidade e continuidade. Esses instintos de criar raízes e obter proteção sustentam nossa experiência humana. Mas também precisamos de novidade e mudança, forças geradoras que preenchem a vida e a tornam vibrante. O risco e a aventura não nos deixam. Somos contradições ambulantes, buscamos segurança e previsibilidade, mas também queremos diversidade.

Sabe quando a criança corre à frente para fazer uma exploração e logo volta correndo para conferir se os pais continuam ali? Ela precisa se sentir segura para ir fazer suas descobertas no mundo; e, uma vez satisfeita sua necessidade de exploração, quer voltar à sua base segura e recuperar suas conexões. É um esporte que ela vai retomar já adulta, culminando nos jogos eróticos. Alternará períodos de ousadia e arrojo com outros em que buscará base e segurança. Pode vagar entre lá e cá por um tempo, mas, na maioria das vezes, acabará por se instalar em um dos polos.

O que vale para os seres humanos também vale para os demais seres vivos: todos os organismos exigem períodos alternados de crescimento e equilíbrio. Qualquer pessoa ou sistema exposto a novidades incessantes corre o risco de entrar em parafuso, mas quem é rígido ou estático demais para de crescer e acaba morrendo. Essa dança sem fim entre mudança e estabilidade é como a âncora e as ondas.

As relações adultas refletem muito bem essa dinâmica. Procuramos em nosso parceiro uma âncora firme e segura, mas, ao mesmo tempo, esperamos que o amor ofereça uma experiência transcendente que nos leve além de nossa vida banal. O desafio para os casais modernos é conciliar a necessidade de segurança e previsibilidade e o desejo pelo que é empolgante, misterioso e fascinante.

Para uns poucos felizardos, isso quase não é um desafio. São casais que conseguem harmonizar com facilidade a hora de limpar a casa e os momentos de intimidade. Para eles, não há dissonância entre compromisso e excitação, responsabilidade e brincadeira. Eles podem comprar uma casa e ser sacanas dentro dela, podem ser pais sem deixar de ser amantes. Ou seja: são capazes de unir o comum ao misterioso. Mas, para a maioria, procurar entusiasmo na mesma relação em que estabelecemos permanência é pedir demais, e, infelizmente, muitas histórias de amor se desenvolvem de tal maneira que sacrificamos a paixão em nome da estabilidade.

ENTÃO, O QUE ME FALTA?

Adele entra em meu consultório com um sanduíche numa das mãos e um trabalho que está fazendo às pressas na outra. Aos 38 anos, é uma advogada de sucesso. Está casada há sete anos com Alan. É o segundo casamento de ambos, e eles têm uma filha, Emilia, de cinco anos. Adele se veste com simplicidade e elegância, embora já esteja adiando há algum tempo uma ida ao cabeleireiro.

— Vou direto ao que interessa — começa ela. — Oitenta por cento do tempo sou feliz com ele. Feliz mesmo. — Essa mulher organizada e realizada não tem um minuto a perder. — Ele não é de falar muito e não é efusivo, mas é um cara muito legal. Eu pego o jornal e me sinto feliz. Temos saúde, não nos falta dinheiro, nunca passamos por nada trágico, não temos que fugir de bala perdida voltando para casa. Eu sei que tenho sorte em ter tudo isso. Então, o que me falta?

"Olho para meu amigo Marc, que está se divorciando da terceira mulher porque, diz ele: 'Ela não me inspira'. Então eu pergunto a Alan: 'Eu inspiro você?', e sabe o que ele diz? 'Você me inspira a fazer frango todos os domingos.' Ele faz um coq au vin fantástico, e sabe por quê? Porque quer me agradar; ele sabe que eu gosto.

"Estou tentando entender do que sinto falta. Sabe aquele sentimento que a gente tem no primeiro ano de relacionamento, aquela palpitação, o friozinho no estômago, a paixão física? Nem sei se ainda sou capaz de sentir isso. E quando toco nesse assunto com Alan, ele faz aquela cara: 'Ah, de novo esse papo sobre Brad e Jen?'. Até Brad Pitt e Jennifer Aniston se cansaram um do outro, certo? Eu me lembro do que estudei em biologia sobre as sinapses, sei que a repetição diminui a reação; entendo isso. O arrebatamento diminui, sim, sim, sim. Mas, mesmo que eu não possa sentir aquela palpitação, quero sentir alguma coisa.

"Meu lado realista sabe que a empolgação do início é por causa da insegurança de não saber bem o que o outro sente. Quando estávamos namorando e o telefone tocava, era emocionante porque eu não esperava que fosse ele. Agora, quando ele viaja, digo para *não* me ligar. Não quero uma ligação de bom-dia. Meu lado mais inteligente diz: 'Não quero insegurança. Sou casada, tenho uma filha, não preciso me preocupar toda vez que ele viaja, pensando: Será que ele gosta de mim? Será que não gosta? Será que vai me trair?'. Sabe aqueles testes de revista, 'Como dizer se ele ama mesmo você'? Não quero me preocupar com isso, não preciso disso com meu marido a essa altura da vida, mas gostaria de recuperar um pouco daquela emoção.

"Depois de trabalhar o dia inteiro, cuidar de Emilia, cozinhar, fazer faxina e resolver coisas, sexo é a última coisa que me passa pela cabeça. Mal quero conversar. Às vezes, Alan fica vendo televisão enquanto eu leio no quarto, e é ótimo. Enfim. O que estou tentando colocar em palavras aqui? Não estou falando só de sexo. Quero ser olhada *como mulher*. Não como mãe, não como esposa, não como companheira. E quero olhar para ele *como homem*. Pode ser um olhar, um toque, uma palavra. Quero ser enxergada sem toda essa bagagem.

"Ele diz que a questão tem dois lados. E ele tem razão. Não é como se eu vestisse um négligé e me jogasse em cima dele com vontade. Sou meio relapsa no departamento 'faça com que eu me sinta especial'. Quando ainda estávamos nos conhecendo, eu dei a Alan de presente de aniversário uma pasta que ele tinha visto numa vitrine e adorado. Dentro, tinha duas passagens para Paris. Esse ano, eu dei a ele um DVD e comemoramos com um casal de amigos comendo um bolo de carne que a mãe dele fez. Nada contra bolo de carne, mas a coisa chegou a esse ponto. Não sei por que não me esforço mais. Me acomodei."

Em seu desabafo ininterrupto, Adele capta vivamente a tensão entre o conforto do amor numa relação formal e seu efeito sobre a vitalidade erótica. Familiaridade é, de fato, algo tranquilizador e que traz um sentimento de segurança do qual Adele jamais sonharia abrir mão. Só que, ao mesmo tempo, ela sente a necessidade de recuperar o entusiasmo e a emoção que sentia com Alan no início. Quer tanto o aconchego quanto a energia, e quer as duas coisas com ele.

A ERA DO PRAZER

Não muito tempo atrás, o desejo de se sentir apaixonada pelo marido seria considerado paradoxal, pois, historicamente, essas duas áreas da vida eram separadas: casamento de um lado, e paixão, provavelmente, em outro lugar — isso se tivesse lugar. O conceito de amor romântico, surgido em fins do século XIX, uniu as duas pela primeira vez. Somente décadas depois, o sexo passou a ser fundamental no casamento e fez surgir novas expectativas a respeito de seu papel.

As transformações sociais e culturais dos últimos cinquenta anos redefiniram o conceito moderno de casal. Alan e Adele são beneficiários da revolução sexual dos anos 1960, da liberação das mulheres, da disponibilidade da pílula anticoncepcional e do surgimento do movimento gay. Com o uso disseminado da pílula, o sexo se libertou da reprodução. O feminismo e o orgulho gay lutaram para definir a expressão sexual como um direito inalienável. Anthony Giddens descreve essa transição em *A transformação da intimidade*,[4] quando explica que a sexualidade se tornou propriedade do eu, uma propriedade que desenvolvemos, definimos e renegociamos durante a vida. Hoje, nossa sexualidade é um projeto pessoal em aberto; é parte de quem somos, uma identidade, não mais apenas algo que fazemos. Tornou-se um traço central dos relacionamentos íntimos, e satisfação sexual é o que julgamos merecer. É a era do prazer.

Esses desdobramentos, em conjunção com a prosperidade do pós-guerra, contribuíram para um período ímpar de liberdade e individualismo. As pessoas agora são encorajadas a buscar realização pessoal e gratificação sexual e a se libertar das amarras de uma vida social e familiar até hoje definidas pelo dever e a obrigação. No entanto, à sombra dessa extravagância declarada está um novo tipo angustiante de insegurança. A família, a comunidade e a religião podiam de fato limitar nossa liberdade, sexual e de qualquer outro tipo, mas, em compensação, ofereciam-nos um sentimento de pertencimento fundamental. Por gerações, essas instituições tradicionais proporcionaram ordem, significação, continuidade e apoio social. Com sua desestruturação, temos mais opções e menos restrições do que nunca. Somos mais livres, mas também mais solitários. Como descreve Giddens, tornamo-nos ontologicamente mais ansiosos.

Levamos para nossas relações amorosas essa ansiedade generalizada. Espera-se do amor, além de apoio emocional, compaixão e companheirismo, que seja uma panaceia para a solidão existencial. Nosso parceiro é como uma muralha de proteção contra as vicissitudes da vida moderna. Não é que nossa insegurança humana seja maior hoje; talvez seja o contrário, na verdade. A diferença é que a vida moderna nos privou de nossos recursos tradicionais e criou uma situação em que nos voltamos para uma única pessoa para obter a proteção e as ligações emocionais antes fornecidas por um sem-número de redes sociais. A intimidade adulta foi sobrecarregada de expectativas.

Obviamente, Adele não está pensando na angústia contemporânea quando descreve a situação de seu casamento, mas creio que os perigos do amor são ampliados pelas aflições modernas particulares que embutimos nele. Vivemos muito longe de nossa família, já não conhecemos nossos amigos de infância e somos regularmente arrancados e transplantados. Essa descontinuidade toda tem um efeito cumulativo. Trazemos para nossos relacionamentos românticos uma vulnerabilidade existencial quase insuportável — como se o próprio amor já não fosse suficientemente perigoso.

UMA HISTÓRIA DE AMOR MODERNA: A VERSÃO REDUZIDA

Você conhece alguém por uma forte alquimia de atração. É uma reação deliciosa e é sempre uma surpresa. Você passa a ver inúmeras possibilidades, sente-se cheio de esperanças, acima das coisas banais, entrando num mundo de emoção e paixão. O amor o domina, e você se sente poderoso. É um clímax de sensações, e você não quer que acabe. Mas também tem medo. Quanto mais você se apega, mais tem a perder. Então, você tenta tornar o amor mais seguro. Tenta prendê-lo, torná-lo confiável. Você assume alguns compromissos e, alegremente, abre mão de um pouco de liberdade em troca de um pouco de estabilidade. Cria conforto através de artifícios — hábitos, rituais, nomes de bichos de estimação — que dão tranquilidade. Mas a emoção estava ligada a certa dose de insegurança. A excitação decorria da incerteza, e agora, ao procurar dominá-la, você acaba fazendo a vivacidade se esvair. Você gosta do conforto, mas reclama das limitações. Sente falta da espontaneidade. Na tentativa de controlar os riscos da paixão, você a amainou. Nasce o tédio conjugal.

Embora prometa aliviar nossa solidão, o amor também aumenta nossa dependência de uma pessoa. Ele é intrinsecamente vulnerável. Nossa tendência natural é recorrer ao controle para acalmar nossas ansiedades. Sentimo-nos mais seguros se diminuímos a distância que há entre nós, ampliamos a certeza, reduzimos as ameaças e refreamos o desconhecido. Contudo, alguns se defendem das incertezas do amor com tal zelo que perdem contato com suas riquezas.

Existe uma forte tendência, nas ligações de longo prazo, a valorizar mais o previsível. Mas o erotismo gosta do imprevisível. O desejo entra em conflito com o hábito e a repetição. É indisciplinado e desafia nossas tentativas de controle. Onde ficamos, então? Não queremos jogar fora a segurança porque nossa relação depende dela. Uma sensação de segurança física e emocional é fundamental para um prazer e uma ligação saudáveis. No entanto, sem um componente de incerteza não há desejo, não há expectativa, não há frisson. O especialista em motivação Anthony Robbins[5] resumiu a questão quando explicou que a paixão numa relação é proporcional ao grau de incerteza que se pode tolerar.

ENXERGAR COM NOVOS OLHOS

Como introduzir essa incerteza em nossos relacionamentos íntimos? Como criar esse suave desequilíbrio? Na verdade, ele já existe. Os filósofos orientais sabem, há muito tempo, que a impermanência é a única constante. Dada a natureza transitória da vida, dado seu fluxo incessante, há certa arrogância na suposição de que podemos tornar nossos relacionamentos permanentes e de que a segurança pode ser comprada. Diz o adágio: "Se quer fazer Deus rir, conte-lhe seus planos". Mas, com uma fé cega, vamos em frente. Como cidadãos fiéis do novo mundo, acreditamos em nossa eficiência.

Comparamos a paixão do início com a embriaguez da adolescência: transitória e irrealista. O consolo por abrir mão dela é que a segurança espera do outro lado. Porém, quando trocamos a paixão pela estabilidade, não estamos meramente trocando uma fantasia por outra? Como mostra Stephen Mitchell,[6] a fantasia da permanência pode cortar a da paixão, mas ambas são produtos de nossa imaginação. Desejamos constância, podemos nos esforçar para tê--la, mas ela nunca será total. Quando amamos, sempre corremos o risco da perda — por alguma crítica, por rejeição pela separação e, em última análise, pela morte —, por maior que seja nosso empenho em dela nos defender. Às vezes, a introdução da incerteza exige apenas que abandonemos a ilusão da certeza. Nessa mudança de percepção, reconhecemos o mistério intrínseco de nosso parceiro.

Mostro a Adele que, se quisermos continuar desejando uma pessoa, precisamos trazer o sentimento do desconhecido para um lugar familiar. Nas palavras de Proust, "a verdadeira viagem de descoberta não consiste em procurar paisagens novas, mas em enxergar com olhos novos".[7]

Adele recorda o momento em que sentiu exatamente esse tipo de mudança de percepção.

— Vou contar algo que aconteceu há duas semanas. É tão raro que ficou na minha memória. Estávamos trabalhando, e Alan estava conversando com uns colegas. Olhei para ele e pensei: como ele é lindo! Foi quase esquisito, como uma experiência extracorpórea. E sabe o que eu vi de tão atraente? Por um momento, ali, esqueci que ele era meu marido e um verdadeiro chato, ignóbil, teimoso, irritante, que larga tudo pelo chão. Naquele momento, vi Alan como se eu não o conhecesse e me senti atraída por ele como no começo. Ele é muito inteligente, articulado, tem um jeito suave e sexy. Eu não estava pensando nas nossas brigas idiotas por causa dos meus atrasos de manhã, nem nas bobagens do dia a dia, ou nos planos para o Natal, ou nos problemas com a sogra. Eu estava longe de todas essas inanidades e conversas ridículas. Só o enxerguei realmente. Foi assim que me senti, e fiquei me perguntando se ele às vezes ainda sente isso em relação a mim.

Quando pergunto a Adele se ela já contou isso a Alan, ela logo responde que não.

— De jeito nenhum. Ele vai rir de mim.

Sugiro que talvez a diminuição da paixão tenha mais a ver com os limites da familiaridade e o peso da realidade do que com medo. O erotismo é arriscado. Temos medo de nos permitir esses momentos de idealização e desejo por quem vive conosco. Isso introduz um reconhecimento de soberania que pode dar uma sensação de instabilidade. Quando nosso parceiro é independente, tendo sua própria vontade e liberdade, a delicadeza de nosso vínculo aumenta. A vulnerabilidade de Adele fica evidente quando ela se pergunta se Alan sente isso em relação a ela.

A defesa típica contra essa ameaça é permanecer no âmbito do familiar e do aconchego: as briguinhas, o sexo confortável, os aspectos cotidianos da vida que nos mantêm amarrados à realidade e barram qualquer chance de transcendência.

No entanto, quando Adele olha para Alan fora do contexto de seu casamento — passando de uma lente zoom para uma grande angular —, a alteridade dele se acentua, e isso aumenta a atração que ele exerce sobre Adele. Ela o vê *como homem*. Transformou alguém familiar num desconhecido após esses anos todos.

JUSTO QUANDO VOCÊ PENSAVA QUE A CONHECIA...

Se a incerteza é um traço inerente a todos os relacionamentos, o mistério também é. Muitos dos casais que procuram terapia imaginam saber tudo o que há para saber sobre o parceiro. "Meu marido não gosta de conversar." "Minha namorada nunca flertaria com outro homem. Não é do tipo." "Minha amante não faz terapia." "Por que você não diz logo? Sei o que está pensando?" "Não preciso dar a ela presentes luxuosos; ela sabe que a amo." Tento lhes mostrar quão pouco eles já viram, insistindo para que recuperem a curiosidade e deem uma olhada atrás dos muros que bloqueiam o acesso ao outro.

Na verdade, nunca conhecemos nosso parceiro como julgamos conhecer. Mitchell nos lembra de que até mesmo nos casamentos mais tediosos a previsibilidade é uma ilusão. Nossa necessidade de constância limita o quanto desejamos conhecer quem está do nosso lado. Estamos empenhados em vê-lo/a de acordo com uma imagem que muitas vezes é uma criação de nossa imaginação, com base em nossas próprias necessidades. "Uma característica dele é não ter ansiedade. Ele é uma rocha. Eu sou muito neurótica." "Ele é muito fraco para me deixar." "Ela não aguentaria se soubesse o que já fiz." "Somos os dois muito tradicionais. Apesar de ser ph.D., ela gosta mesmo é de ficar em casa com as crianças." Vemos o que queremos ver, o que toleramos ver, e nosso parceiro faz o mesmo. Neutralizar a complexidade do outro nos proporciona uma espécie de alteridade administrável. Estreitamos nosso parceiro, ignorando ou rejeitando partes essenciais quando elas ameaçam a ordem estabelecida de nossa parceria. Também nos reduzimos, descartando grandes blocos de nossa personalidade em nome do amor.

Mas, quando prendemos a nós mesmos e nossos parceiros a entidades fixas, não deveria ser surpresa que a paixão acaba. E sinto dizer que os dois lados perdem. Não só você esgotou a paixão, como também não conseguiu uma grande satisfação. A fragilidade desse equilíbrio artificial fica evidente quando um parceiro infringe as regras da conveniência e insiste em trazer partes mais autênticas de si mesmo para a relação.

Foi o que aconteceu com Charles e Rose. Com um casamento de quase quarenta anos, eles tiveram muito tempo para definir um ao outro. Charles é versátil, provocador e um alegre sedutor. É um homem ardente necessitando de algo que o contenha, alguém que o ajude a canalizar as energias desgovernadas que o distraem.

— Se não fosse por Rose, acho que eu não teria a carreira e a família que tenho hoje — diz ele.

Rose é forte, independente e lúcida. Tem uma espécie de comedimento natural que calibra a intemperança dele. Como eles descrevem, ela é a sólida, e ele, o fluido. Nas poucas vezes que se aventurou no território da paixão antes de conhecer Charles, Rose achou uma experiência sufocante. Ficou depauperada e infeliz. O que ele representa para ela é paixão que ela não precisa reconhecer. O que Rose teme é perder o controle, e Charles teme o fato de gostar muito de perder o controle. A complementaridade da relação dos dois permite que eles se desenvolvam num espaço limitado.

Esse arranjo fértil funcionou bem até o dia em que deixou de funcionar. Como acontece tantas vezes, há um momento em que reconhecemos que o que fazemos já não dá certo. Em geral, isso ocorre depois de acontecimentos significativos que nos fazem rever o sentido e a estrutura da nossa vida. De repente, os meios-termos que funcionaram tão bem ontem se tornam sacrifícios que já não queremos tolerar hoje. Para Charles, uma sucessão de perdas — a morte da mãe, a morte de um grande amigo e certo medo da própria saúde — lhe deu uma consciência aguda da própria mortalidade. Ele quer atacar a vida, usar sua vitalidade, reconectar-se à exuberância que manteve reprimida para estar com Rose. Já não suporta manter essa parte de si mesmo escondida, nem em troca da estabilidade que Rose oferece. Mas, toda vez que tenta conversar sobre essa sede, Rose se sente ameaçada e não o leva em consideração.

— Está passando por mais uma crise da meia-idade? O que vai fazer, comprar um carrão vermelho?

Rose e Charles tiveram seus interlúdios não monogâmicos no passado. Soube-se dos fatos; dos detalhes, não; e ambos deixaram esses episódios para trás; Rose, pelo menos.

— Pensei que nossa época turbulenta já fosse coisa do passado. Já temos mais de sessenta anos, caramba — murmura ela.

— E isso exclui o quê? — pergunto a ela.

— Me magoar! Arriscar nosso casamento! Acabei aceitando os termos de nossa relação. Por que ele não pode aceitar?

— E quais são esses termos?

— Quando nos casamos, nos amávamos muito. Ainda nos amamos. Mas, como posso dizer? Ambos já conhecemos paixões mais intensas. Charles acabava desiludido, pois a intensidade sempre durava pouco, e descobria que, de repente, estava com mulheres com quem quase nada tinha em comum. Eu acabava aliviada. A paixão me consumia demais. Conversávamos sobre o assunto na ocasião, dizendo que ambos estávamos procurando algo mais estável e mais calmo. — Rose começa a explicar que ela e Charles tinham outros objetivos para o casamento: companheirismo, estímulo intelectual, atenção física e emocional, apoio. — Valorizávamos muito o que encontramos um no outro.

Rose cresceu pobre. Seu pai administrava um ferro-velho no Tennessee rural. Hoje, a empresa dela funciona em um sofisticado escritório no 56º andar de um prédio em Nova York, com vista para a Madison Avenue.

— Minha cidade não oferecia muito apoio a moças com ambição, e eu tinha muita. Quando conheci Charles, vi que ele era diferente. Eu sabia que poderia ter meu negócio mesmo estando com ele. Nos anos 1960, era difícil encontrar um homem assim.

— Como você acha que seria sexualmente? — pergunto. — Isso também era difícil nos anos 1960.

— Eu estava satisfeita com nossa vida sexual. Para mim, era boa — conta ela. — Sempre soube que para Charles não bastava, mas ele que se resolvesse com isso.

Semanas depois, numa sessão só com Charles, ele me dá sua visão das coisas:

— O sexo com Rose é bom, mas sempre foi meio igual. Às vezes eu não me importo, mas tem momentos em que não dá para aguentar. Já tentei aliviar isso na internet, já tentei fora do casamento, já tentei conversar com Rose. Geralmente eu sufoco essa necessidade, porque parece que não tem espaço para algo mais intenso entre nós. Mas não quero mais fazer isso. A vida é muito curta. Estou envelhecendo. Quando me sinto eroticamente vivo, como você diz, não me preocupo com a morte nem com a minha idade, pelo menos por um tempo.

"Para ser sincero, estou surpreso com a reação dela — prossegue ele. — Rose não se interessa por sexo há anos. Pode parecer estranho o que vou dizer, mas, honestamente, não achei que ela fosse se importar tanto com meu envolvimento com outras mulheres. Posso não ser mais exclusivo, mas, emocionalmente, continuo tão fiel e comprometido como sempre fui. Não quero magoá-la e não quero mesmo me separar, mas algo tinha que mudar para mim."

Charles não está seguindo o script de seu casamento, mas Rose também não. Ela está fragilizada e com medo, já não é mais aquela mulher invencível que Charles precisa que ela seja. Assim como a ele não é permitido se sentir desejado, a ela não é permitido se mostrar vulnerável. Ambos saíram de seus respectivos papéis, e estão em crise.

Eles não sabem, mas esta pode ser a maior oportunidade de crescimento que já tiveram em anos, pois lhes permite manifestar lados que negam há muito tempo. É cansativo ter que estar o tempo todo no controle, e Rose merece uma folga. Também é frustrante ter nosso erotismo sufocado, e a recusa de Charles em tolerar essa situação foi o primeiro passo para mostrar a Rose uma parte mais autêntica sua. Ironicamente, no meio desse turbilhão emocional eles voltaram a fazer amor depois de muitos anos afastados. O interesse de Charles por outras mulheres reacendeu o desejo de Rose por ele. Quanto mais ele lhe escapa, mais ela o quer. E Charles, por sua vez, acha muito excitante vê-la se importar tanto com o que ele faz.

Durante muito tempo, a relação deles funcionou muito bem baseada num contrato de intimidade. Não deveriam expressar sentimentos ou necessidades além do que lhes fora designado. Não deveriam ser irracionais, insensíveis nem ávidos. Agora, porém, ambos fazem grandes reivindicações. Exigem um do outro coisas das quais não querem abrir mão. É muito doloroso, mas, ao mesmo tempo, não podem negar que é estimulante.

— Há anos não me sinto tão mal — confidencia Rose. — Mas, no fundo, vejo que isso precisava acontecer. Sempre me concentrei nas coisas tangíveis:

dinheiro, casa, as crianças fazerem faculdade, achando que isso é que era importante, mas quem pode afirmar que o que Charles procura é superficial? Talvez seja outra forma de cuidar de um casamento.

Recusando-se a reconhecer qualquer coisa que não se incluísse no âmbito do comportamento aceito, Charles e Rose conseguiram o oposto do que buscavam. Em vez de tornar seu amor mais seguro, tornaram-no mais vulnerável. Mas permitir-se revelar lados das respectivas personalidades até então segregados não foi uma decisão sem risco. A própria base de seu relacionamento estava em jogo. Cada um deles teria que tolerar o desenvolvimento do outro, mesmo que isso os tirasse de sua zona de conforto.

DESMONTAR O SISTEMA DE SEGURANÇA

Muitas vezes esperamos que nossos relacionamentos nos protejam das vicissitudes da vida, mas o amor é intrinsecamente instável. Então, tentamos reforçá-lo: estreitamos os limites, fechamos as aberturas e criamos previsibilidade, tudo para nos sentirmos mais seguros. Só que os mecanismos que montamos para tornar o destino mais seguro nos colocam em maior risco. O que é conhecido nos dá uma base, o que talvez nos proporcione certa paz doméstica, mas também orquestra o tédio. A verve do relacionamento sucumbe sob o peso de tanto controle. Assim, paralisados, os casais ficam se perguntando: "O que aconteceu com a diversão? O que aconteceu com a excitação, a transcendência, o encantamento?".

O desejo é alimentado pelo desconhecido e por isso mesmo gera ansiedade. Em seu livro *Open to Desire* [Aberto ao desejo], o psicanalista budista Mark Epstein[8] explica que nossa disposição em aceitar esse mistério mantém o desejo vivo. Podemos reagir ou com medo ou com curiosidade à alteridade irrefutável de nosso parceiro. Podemos tentar reduzi-lo a uma entidade conhecida ou podemos aceitar o mistério. Quando resistimos ao impulso de controlar, quando nos mantemos abertos, preservamos a possibilidade da descoberta. O erotismo está no espaço ambíguo entre a ansiedade e a fascinação. Continuamos interessados no parceiro; ele nos diverte e somos atraídos para ele. Para muitos, porém, renunciar à ilusão de segurança e aceitar a realidade de nossa insegurança fundamental é um passo difícil.

2. Mais intimidade, menos sexo: O amor busca proximidade, mas o desejo precisa de distância

Para alguns, amor e desejo são partes inseparáveis de um todo maior, ao passo que, para outros, não têm ligação alguma. Quase todos nós, porém, expressamos nosso erotismo nas áreas cinzentas em que o amor e o desejo se relacionam e entram em conflito.[1]
Jack Morin, *A mente erótica*

Na primeira conversa com um casal, sempre pergunto como se conheceram e o que os atraiu um no outro. Como associamos terapia com problemas, em geral as pessoas não me procuram quando estão na empolgação inicial do amor. Às vezes, elas só precisam de um lembrete discreto do que era antes. Quando os parceiros estão sofrendo com o distanciamento ou quando estão em conflito, pode ser difícil se lembrar do que os uniu, mas o "mito da criação" de cada casal é fundamental para se compreender a história do relacionamento.

"Ela era linda." "Ele era muito inteligente e divertido." "Ele tinha vida, transmitia segurança e elegância." "Para mim, foi o jeito carinhoso dela." "Para mim, foi o jeito gentil dele." "Eu sabia que ela não me deixaria." "Eu adorava as mãos dele." "O pau dele." "Os olhos." "A voz." "Ele fazia um omelete fantástico." Os atributos que descrevem o objeto de desejo idealizado são sempre exuberantes e generosos. O amor é um exercício de percepção seletiva, até mesmo um autoengano delicioso, mas quem está interessado nisso no início?

Exageramos as qualidades daqueles que amamos e lhes conferimos poderes quase míticos. Transformamos o ser amado e também nos transformamos na presença deles. "Ele me fazia rir." "Ela fazia com que eu me sentisse especial, inteligente." "Passávamos horas conversando." "Eu sabia que podia confiar nela." "Eu me sentia muito aceito." "Ele fazia com que eu me sentisse bonita." Tais comentários iluminam o esplendor do ser amado ou sua capacidade de nos incrementar, de nos elevar. Como diz a psicanalista Ethel Spector Person, "o amor nasce em nós como um ato de imaginação, uma síntese criativa que visa preencher nossos desejos mais profundos, nossos sonhos mais antigos, permitindo que ambos nos renovemos e nos transformemos".[2] O amor é, ao mesmo tempo, a afirmação e a transcendência de quem somos.

O começo do relacionamento é sempre repleto de possibilidades, pois contém a promessa de completude. Através do amor, imaginamos uma nova forma de ser. Você me vê como eu nunca me vi. Você esconde minhas imperfeições, e gosto do que você vê. Com você, e por seu intermédio, hei de me tornar o que desejo ser. Hei de me tornar inteiro. Ser escolhido por quem escolhemos é uma das glórias de se apaixonar. Faz a gente se sentir extremamente valorizado. Eu sou importante. Você confirma meu valor.

Quando ouço casais descreverem a fusão que acompanha o nascimento do amor, vejo um pouco os sonhos que impeliram um ao outro. O primeiro estágio de qualquer encontro é cheio de fantasias. É uma sequência de projeções, expectativas e sentimentos que podem ou não se transformar numa relação. Lá está você diante de uma pessoa que mal conhece e já se imagina escalando o Kilimanjaro com ela, construindo uma casa lindíssima, tendo filhos e criando todo tipo de fantasias irresistíveis tão arbitrárias quanto a meteorologia. Enquanto meus pacientes contam a exaltação que sentiram no início, consigo dar uma olhada embaixo dos escombros e ver o que eles um dia tiveram.

UM ESTADO DE DELICIAMENTO CHEIO DE ESPERANÇA

John e Beatrice passaram os primeiros seis meses praticamente trancados num quarto, em feliz efervescência. John é um corretor de ações que conheceu as glórias e as derrotas da revolução pontocom. Quando o atendi pela primeira vez, sua fortuna acabara de encolher bem diante de seus olhos. Ele passava dias encarando a tela do computador, acompanhando, impotente, a implosão de sua carteira enquanto bebia a última garrafa de seu uísque escocês *single-malt*. Acabara também de sofrer o colapso erótico de seu namoro de cinco anos, no qual sempre houvera amor e carinho. Estava vivendo uma crise tripla: emocional, profissional e financeira. Quando conheceu Beatrice, foi como acordar de um coma. Um sentimento de alívio e renovação desmedidos. Beatrice era uma beldade pré-rafaelita de vinte e poucos anos (dez anos mais jovem que John) que fazia pós-graduação em inglês. Em seu casulo embaixo das cobertas, passavam horas conversando, fazendo amor, conversando um pouco mais, fazendo amor e dormindo (mas muito pouco). Transportados nesse êxtase inicial, sentiam-se livres e abertos. Saboreavam o encontro de seus dois mundos, tinham uma curiosidade inesgotável e adoravam os sentimentos de reciprocidade e carinho, livres das aflições do mundo externo.

Com o tempo, o namoro foi ficando mais sereno. A empolgação inicial amadureceu, o mundo real tornou a aparecer e a esperança se transformou em substância. Entrava em cena a intimidade. Se o amor é um ato de imaginação, a intimidade é um ato de fruição. Espera a diminuição do arrebatamento para inserir-se pacientemente na relação. As sementes da intimidade são o tempo e a repetição. Escolhemos um ao outro repetidas vezes e assim criamos uma comunidade de dois.

Quando vão morar juntos, John e Beatrice são apresentados aos gostos e às preferências um do outro e passam a conhecer melhor as respectivas manias. John gosta do café puro. Sem açúcar. E precisa de uma xícara logo que se levanta. Beatrice prefere café com leite, também sem açúcar, mas toma um copo d'água antes. Alguns desses desejos são satisfeitos com facilidade e ternura; outros, eles precisam aprender a aceitar; e alguns são irritantes, ofensivos ou flagrantemente repulsivos. Eles se perguntam como conviverão com... (insira aqui os três hábitos mais revoltantes de sua cara-metade). Entram no mundo habitual um do outro, e essa familiaridade os tranquiliza. Cria-se uma rotina, o que, por sua vez, promove o sentimento de segurança. À medida que ganhamos familiaridade, eliminamos a cerimônia e o constrangimento. Mas essa falta de cerimônia, que é um traço bem-vindo da intimidade, é também um antiafrodisíaco comprovado.

Obviamente, a familiaridade é apenas uma manifestação da intimidade. Nossa descoberta contínua do outro vai muito além dos hábitos superficiais e entra num mundo interior de pensamentos, convicções e sentimentos. Penetramos mentalmente em nossa cara-metade. Conversamos, escutamos, compartilhamos e comparamos. Mostramos certas partes nossas, enquanto floreamos e escondemos algumas e brincamos com outras. Às vezes, aprendo algo a seu respeito porque você me conta: sua história, sua família, sua vida antes de nos conhecermos. Outras vezes, aprendo com o que observo sobre você, intuo e associo. Você apresenta os fatos, eu ligo os pontos, e uma imagem se forma. Suas singularidades me são reveladas aos poucos, de forma aberta ou velada, intencional ou não. Alguns lugares dentro de você são fáceis de alcançar, enquanto outros têm entrada protegida por uma senha difícil de decodificar. Com o tempo, vou conhecendo suas qualidades e suas falhas. Vendo como você anda no mundo, chego a saber como você se liga: o que o estimula, o que o faz agir e do que você tem medo. Conheço seus sonhos e seus pesadelos. Você me agrada cada vez mais. E tudo isso, claro, acontece em duas direções.

Quando se acomoda nessa nova relação, John para de falar sobre ela na terapia, e presumo que isso signifique que esteja tudo bem. Por isso, quando, após um ano, ele torna a mencioná-la, fico bem atenta.

— As coisas vão bem. Estamos morando juntos. A gente se dá muito bem. Ela é linda, engraçada, inteligente. Eu a amo muito. Não transamos.

A INTIMIDADE GERA A SEXUALIDADE: SERÁ?

Atualmente, nos Estados Unidos, a convicção predominante na terapia de casais é de que o sexo representa a relação — descubra o que está acontecendo em termos afetivos e você pode inferir o que está acontecendo na cama. Se os casais são carinhosos e atenciosos (se têm diálogo, respeito mútuo, troca justa, honestidade, empatia e confiança), pode-se presumir seguramente um vínculo erótico contínuo e pulsante. Em seu livro *Hot Monogamy* [Monogamia excitante], a dra. Patricia Love dá voz a essas ideias:

> Um bom diálogo é um dos pontos-chave de uma boa vida sexual. Quando expressam seus pensamentos e emoções livremente durante o dia, os casais criam confiança e ligação afetiva profundas, que lhes dão a liberdade de explorar mais plenamente sua sexualidade. A intimidade gera a sexualidade.[3]

Para muita gente, uma relação formal amorosa aguça e estimula o desejo sexual. As partes se sentem aceitas e envolvidas, e essa segurança permite que se sintam livres. A confiança que acompanha a intimidade afetiva lhes permite libertar seus apetites eróticos. Mas e quanto a John e Beatrice? Com eles, não é assim. Os dois possuem uma relação bonita, íntima e amorosa (têm diálogo), condição que, por essa visão, deveria ser a base de um desejo sustentado. Mas não é. E, se isso lhes serve de consolo, para muita gente a coisa não funciona da maneira esperada.

Ironicamente, o que contribui para uma boa intimidade nem sempre contribui para um bom sexo. Pode parecer incoerência, mas, segundo minha experiência como terapeuta, o aumento da intimidade afetiva muitas vezes é acompanhado por uma diminuição do desejo sexual. É uma correlação inversa bastante intrigante: ao que parece, quando desenvolvemos intimidade estamos ao mesmo tempo desintegrando o desejo sem querer. Já atendi vários casais que começam dizendo: "Nos amamos muito e temos uma boa relação, mas não transamos". Joe adora que Rafael tenha tanto tesão por ele, mas não gosta de ser engolido fisicamente (Joe só quer "ficar por cima"). Susan e Jenny se sentem mais próximas do que nunca desde que adotaram seu primeiro filho, mas isso não se traduz em sensualidade. Adele e Alan descrevem suas noites no motel como íntimas, mas não tanto apaixonadas. Não parece faltar intimidade a esses casais, apesar da frustração erótica.

Andrew e Serena dizem claramente que sexo foi um problema desde o início e que, apesar de o relacionamento progredir, eles não se sentem eletrizados no sexo. Antes de conhecer Andrew, Serena teve uma vida sexual rica em vários relacionamentos longos. Como, em sua experiência, o sexo sempre melhorou com a intimidade, ela se admirou quando não foi isso o que ocorreu com Andrew. Quando lhe perguntei por que ficou com ele quando, desde o primeiro encontro, não se sentiu desejada, ela respondeu:

— Achei que isso fosse mudar. Que, com amor, o sexo ficaria melhorar.

— Às vezes, é o amor que atrapalha — expliquei. — E acontece exatamente o oposto.

Depoimentos como esses me fizeram repensar minha hipótese de longa data sobre a correlação entre intimidade e sexualidade. Em vez de ver o sexo como uma consequência exclusiva da relação emocional, passei a vê-lo como uma entidade distinta. A sexualidade é mais que uma metáfora da relação — é independente como uma narrativa paralela.

A história emocional de um casal pode, de fato, revelar muito sobre sua vida erótica, mas não tudo. Há uma relação complexa entre amor e desejo, e não se trata de um arranjo linear de causa e efeito. O lado físico e o lado afetivo da vida a dois têm seus altos e baixos, que nem sempre andam juntos. Cruzam-se, influenciam-se, mas são também independentes. É por isso que, para tristeza de muitos, é comum "salvar" o relacionamento sem que nada mude no sexo. Talvez a intimidade só gere a sexualidade às vezes.

SÓ SE UNE O QUE ESTÁ SEPARADO

É comum supor que os problemas com sexo decorram de falta de intimidade, mas minha tese é que talvez a forma como construímos a intimidade reduza o sentimento de liberdade e autonomia necessário ao prazer sexual. Quando a intimidade se transforma em fusão, não é a falta, mas o excesso de proximidade que impede o desejo.

O amor se baseia em dois pilares: entrega e autonomia. Nossa necessidade de união coexiste com nossa necessidade de distanciamento. Uma não existe sem a outra. Com excesso de distância, não pode haver ligação, mas o excesso de união elimina a independência. Então, nada mais resta a transcender, não há ponte para se atravessar, ninguém para visitar do outro lado, nenhum outro mundo interno onde entrar. Quando as pessoas se fundem, quando dois viram um, a ligação é impossível. Não há com quem estabelecê-la. Assim, o distanciamento é uma condição para a ligação. Esse é o paradoxo essencial da intimidade e do sexo.

As necessidades contraditórias (e muitas vezes conflitantes) de ligação e independência são um tema central na história do desenvolvimento humano. Na infância, lutamos para encontrar um equilíbrio delicado entre nossa profunda dependência das pessoas mais importantes que cuidam de nós e nossa necessidade de construir um sentimento de independência. O psicólogo Michael Vincent Miller nos lembra de que essa luta é vivamente representada em sonhos infantis: "Os sonhos nos quais somos largados, caímos ou nos perdemos, e aqueles nos quais somos engolidos, atacados ou devorados por monstros".[4] Chegamos aos relacionamentos adultos com uma caixa de memória emocional pronta para ser ativada. A intensidade com que as relações de nossa infância alimentam ou obstruem os dois tipos de necessidade determinará as vulnerabilidades que levaremos para nossas relações adultas: o que mais queremos é o que mais tememos. Não tomamos partido em favor de uma necessidade ou de outra. Ora uma é mais intensa, ora é outra; ora priorizamos uma, ora outra; e, justamente, somos inclinados a escolher parceiros com tendências que combinem com nossas vulnerabilidades.

Alguns entram numa ligação íntima profundamente conscientes de nossa necessidade de união, de estar junto, de não estar só, de não ser abandonado. Outros chegam à relação com uma grande necessidade de espaço pessoal — nossa noção de defesa nos leva a tomar cuidado para não nos deixar engolir. A ligação erótica e emocional cria uma proximidade que pode ser perturbadora, quase claustrofóbica. Pode dar a sensação de invasão. O cercado que inicialmente dava segurança passa a asfixiar. Nossa necessidade de intimidade acarreta ansiedades e ameaças que podem inibir o desejo, embora seja quase tão fundamental quanto a necessidade de alimento. Queremos intimidade, mas não a ponto de nos sentirmos presos.

John e Beatrice ainda estão longe de se dar conta desses meandros sobre a intimidade. A autenticidade e a espontaneidade do início não lhes permitiu prever a ambivalência do amor que viria depois. Do ponto em que estavam, a intimidade era simples. Abrir-se, revelar, compartilhar, tornar-se transparente, abrir-se mais.

John e Beatrice exemplificam um típico início de relacionamento. A intensa união física e emocional que sentem só é possível com alguém ainda desconhecido. Nesse estado inicial, ainda é relativamente seguro fundir-se e entregar-se, porque as fronteiras entre as duas pessoas também são definidas externamente. John e Beatrice são novos um para o outro. E, enquanto estão migrando para o mundo um do outro, até agora não se instalaram plenamente; ainda são duas entidades distintas. É o espaço que há entre eles que lhes permite imaginar que não existe espaço nenhum. Ainda estão empolgados pelo encontro e ainda não consolidaram a relação.

No início, podemos nos concentrar na união porque a distância psicológica já existe; é estrutural. A alteridade é um fato. Não é preciso cultivar a distância nos estágios iniciais; os dois ainda são pessoas bem distintas. Como amantes recentes, John e Beatrice gozavam de uma distância inerente que lhes permitia sentir livremente a confluência do amor e do desejo, sem os conflitos que trariam mais tarde para a terapia.

O APRISIONAMENTO MATA O DESEJO

Para John, a intimidade representa uma ameaça de cilada. Ele cresceu com um pai alcoólatra e abusivo. Não se lembra de uma época em que não estivesse profundamente sintonizado com a inconstância do pai e a tristeza da mãe. Quando menino, foi recrutado pelas necessidades afetivas da mãe, o responsável por aliviar sua solidão. Era a única esperança dela, seu refrigério, uma afirmação vicária: sua vida infeliz seria vingada através daquele filho maravilhoso. Não é raro os filhos de casamentos tão conflituosos serem convocados a proteger o pai ou a mãe vulnerável. John nunca duvidou do profundo amor de sua mãe por ele; e o amor nunca deixou de vir acompanhado de uma sensação de peso. Desde cedo, o amor implicava responsabilidade e obrigação. E, embora tenha sede do aconchego da intimidade — nunca deixou de ter uma mulher em sua vida —, ele não sabe como sentir amor sem se sentir confinado. O amor que começa a sentir por Beatrice traz esse mesmo peso.

São muitas as circunstâncias que podem nos levar a sentir que o amor e a intimidade constrangem, uma infância infeliz não é um pré-requisito. Popularmente, isso é conhecido como "medo de compromisso", um problema apontado como típico dos homens. No entanto, o que observo não é tanto uma relutância a um vínculo íntimo — ninguém pode duvidar do profundo envolvimento de John com Beatrice —, é mais que se julga excessivo o peso desse envolvimento. Ao se privarem da liberdade e da espontaneidade que o erotismo exige, muitos sentem que a intimidade aprisiona.

As inibições sexuais de John crescem na mesma proporção que seu envolvimento com a namorada. Quanto mais gosta dela, menos livre é seu desejo por ela. Para John, como para muitos outros homens com esse problema, a suspensão do erotismo não é sutil. Ele está à mercê de um pênis que se recusa a reagir. E por quê? Qual é o bloqueio que o impede de buscar prazer com Beatrice, a mesma mulher com quem ele estava num paraíso langoroso ainda há pouco?

Mesmo a intimidade que surge do sexo bom pode ter um efeito bumerangue. Como John e Beatrice, muitos casais vivem sua relação como uma dança em que o sexo prazeroso os aproxima, mas essa mesma proximidade pode tornar o sexo difícil outra vez. O êxtase inicial facilita uma união rápida e estabelece uma ligação imediata, mas embora muitos adorem a ideia de se perder no sexo, a própria integração que sentimos com a união de nossos corpos pode evocar certa obliteração. A intensidade da paixão sexual desencadeia o medo de ser engolido. Naturalmente, poucos se dão conta desses sentimentos ocultos na hora. O que sentem é o impulso de se retirar logo após o orgasmo, ou o desejo repentino de fazer um sanduíche, de acender um cigarro. Qualquer ideia que nos passe pela cabeça é bem-vinda: "preciso mandar um e-mail para Fulano", "Essas janelas precisam ser limpas", "Como será que vai meu amigo Jack?". Gostamos de ser deixados em paz para divagar sem pressa, porque isso restabelece a distância psicológica, a delineação dos limites entre os amantes. Do "inter", voltamos ao "intra". Tendo estado um no outro, retiramo-nos para nossa própria pele. É no fim do ato sexual que a passagem da união à separação é representada com mais clareza.

Em seu livro *Arousal* [Excitação], o psicanalista Michael Bader[5] oferece outra explicação para o impasse erótico de John e Beatrice. Segundo ele, a intimidade vem acompanhada de uma preocupação crescente com o bem-estar do outro, o que inclui o medo de magoá-lo, mas a excitação sexual requer despreocupação, e a busca do prazer exige certa dose de egoísmo. Algumas pessoas não podem se permitir esse egoísmo, por estarem muito concentradas no bem-estar do amado. Essa configuração emocional faz lembrar como John se sentia em relação à mãe: sua percepção da infelicidade dela o sobrecarregava de preocupações e era um peso para ele. A afeição dificulta focar nas próprias necessidades, sentir-se espontâneo, sexualmente vivo e descontraído.

John enfrentou esse problema frustrante da perda do desejo em todos os relacionamentos sérios que já teve. Antes, porém, ele interpretava esse bloqueio como sinal de que já não amava mais a mulher. Na verdade, é o oposto. É por ele amá-la que se sente responsável por ela e não consegue aproveitar a busca pelo arrebatamento erótico.

OS PADRÕES SÃO CRIADOS A DOIS

As dinâmicas nos relacionamentos são sempre complementares — as duas partes contribuem para criar padrões. Não podemos falar sobre o medo de aprisionamento de John e da diminuição de seu desejo sem também dar uma olhada no que Beatrice traz para a relação. Então, convido-a a vir a algumas sessões com John. Ao longo de nossa conversa, sua contribuição para o quebra-cabeça fica clara. No ardor do namoro, ela harmonizou seus interesses com os dele, abriu mão de quase todas as atividades que não o incluíam e parou de encontrar os amigos. Infelizmente, todas as suas tentativas de aumentar a intimidade entre eles foram contraproducentes em termos eróticos. Sua ânsia de agradar e sua disposição constante de abrir mão prontamente de tudo que possa se colocar entre eles aumentam o peso emocional e os afasta ainda mais na cama. É como se o pênis dele estivesse criando um limite que só assim ele pode estabelecer. É difícil se sentir atraído por alguém que perdeu sua noção de autonomia. Talvez ele possa amá-la, mas é nitidamente muito mais difícil desejá-la. Não há tensão.

Sugeri que Beatrice deixasse de morar com ele por uns tempos e restabelecesse certa independência. Isso a encorajou a retomar o contato com as amigas e a parar de organizar sua vida em torno de John. Como eu disse a ela:

— Você tem tanto medo de perdê-lo que se alienou e perdeu sua liberdade. Não há uma pessoa diferente para ele amar.

A John, eu disse:

— Você cuida tanto das pessoas que já não consegue ser amante. Precisamos restabelecer um grau de diferenciação e recriar um pouco da distância que havia entre vocês no início. É difícil sentir desejo estando sobrecarregado de preocupação.

Foi pouco depois que Beatrice foi morar sozinha. Numa reviravolta extraordinária, encontrou o próprio apartamento, inscreveu-se num programa de ph.D., fez uma viagem com as amigas e começou a ganhar o próprio dinheiro. Aos poucos, à medida que John se convencia de que ela podia caminhar sozinha e ficava claro para Beatrice que não precisava abdicar de sua individualidade para receber amor, criou-se entre eles um espaço em que o desejo podia fluir melhor.

Muitas das pessoas que atendo no consultório acham bem difícil introduzir esse tipo de espaço emocional em suas relações amorosas. Seria de se pensar que a segurança de uma base estabelecida tornasse mais fácil correr esse tipo de risco, mas não. Uma relação segura realmente nos dá coragem para seguir nossas ambições profissionais, enfrentar segredos de família e fazer o curso de paraquedismo que nunca ousamos considerar antes, mas temos medo da ideia de estabelecer distância dentro da relação em si — o próprio lugar que nos faculta a deliciosa união. Toleramos espaço em qualquer lugar menos ali.

O desejo sexual não obedece às leis que mantêm a paz e a satisfação entre os parceiros. Razão, compreensão, compaixão e camaradagem são os elementos que favorecem uma relação próxima e harmoniosa, mas o sexo muitas vezes evoca mais obsessão irracional do que discernimento atencioso, mais desejo egoísta do que consideração. Agressão, coisificação e poder existem à sombra do desejo, componentes da paixão que não necessariamente alimentam a intimidade. O desejo atua em trajetória própria.

O PIJAMA DE FLANELA

Meu primeiro encontro com Jimmy e Candace ilustra perfeitamente essa história tão comum. Jimmy e Candace são jovens atores de trinta e poucos anos, casados há sete. Ela é negra nascida nos Estados Unidos, ele tem ascendência irlandesa. Ela transmite confiança em sua calça jeans não muito feminina e com suas unhas pintadas de verde-água; ele só usa roupas da marca Quicksilver. São ambos bonitos, animados e descolados — e estão desesperados com o que está acontecendo com eles.

— Já não transamos há muito tempo — explica Candace. — Estamos apavorados e muito perturbados com isso. E acho que temos muito medo de descobrir que não tem jeito.

Tal como John, Candace sentiu essa perda de desejo inevitável em todos os seus relacionamentos; e o que vem à tona em nossa conversa é que ela entende o padrão.

— Meu problema, meu lado do problema, não tem a ver com Jimmy — explica. — Quando namoro alguém, quando estou apaixonada e sou amada, de repente perco o tesão. Tenho a sensação de que falta alguma coisa e não consigo me aproximar sexualmente. Tive alguns relacionamentos longos antes de conhecer Jimmy, e sempre aconteceu isso.

Candace sabe quem é Jimmy para ela. É um homem confiável, atencioso e inteligente. Os dois têm uma parceria rica. E, embora ela deseje essas características que ele possui, elas exercem sobre Candace efeitos colaterais antieróticos. Diante da bondade de Jimmy, ela não consegue sentir sua própria energia sexual.

— O que posso dizer — resume ela — é que me sinto segura com a bondade dele, mas quando penso em alguém para transar, segurança não é o que procuro.

— Porque falta o quê? — pergunto. — Transgressão? Agressividade?
— Agressividade.
— E ele é cuidadoso demais na cama?
— É.
— E vive prestando atenção em você?
— O que é muito gentil.
— Muito gentil, sim, mas não excitante — acrescento. — É tudo muito afetuoso, muito aconchegante; só não é sensual. Você substituiu o amor sensual por outra coisa. É o que a terapeuta sexual Dagmar O'Connor[6] chama de amor confortável.

Candace assente.
— Como um pijama de flanela.

A afeição, os elementos de proteção que alimentam a vida do lar podem ir de encontro ao espírito rebelde do amor carnal. Muitas vezes escolhemos como cara-metade alguém com quem nos sentimos gostados, mas, após o encanto inicial, descobrimos, como Candace, que não podemos sexualizá-la. Desejamos criar intimidade em nossas relações, preencher a lacuna que há entre nós e nosso parceiro, mas, ironicamente, é essa mesma lacuna entre o eu e o outro que constitui a sinapse erótica. Para trazer sensualidade para casa, precisamos recriar a lacuna que fizemos tanto esforço para preencher. Inteligência erótica é criar distância, depois dar vida a essa lacuna.

Numa de nossas sessões, Candace conta que nada a excita mais do que ver Jimmy no palco. Quando lhe pergunto se algum dia ela já foi aos bastidores após a apresentação, ela responde que não.

— Por que não vai? — pergunto. — Você o vê no palco e fica excitada. Ele está em total posse de si mesmo e do próprio talento. Mas quando chega em casa, ele já perdeu a carga erótica.

Ela concorda; ele transparece desapontamento.
— Por que não se divorcia? — sugiro. — Fique com ele, mas se divorcie. Se não estiverem casados, ele vai ficar menos caseiro.
— Sabe o que eu disse a ele? — confessa Candace. — Eu disse assim: "Se você me largasse hoje, eu teria tesão por você".

Candace reconhece que o sentimento de intimidade emocional que ela deseja ter com Jimmy atrapalha sua excitação sexual. Para contornar esse buraco na estrada, ela precisa criar uma distância psicológica. Muito antes de se consultar comigo, Candace tentou fazer exatamente isso. Inventou sua própria solução para a situação: Jimmy deveria ignorá-la quando chegava em casa, em vez de procurá-la na mesma hora. Como ela disse:

— Eu desejo você quando sinto que você não precisa de mim.

Intuitivamente, mesmo sem entender por que eles precisavam desse enredo específico, ela tentava fazer surgir o desejo.

Infelizmente, Jimmy não se interessou pelo jogo. Interpretou a necessidade de distância como rejeição. Ele expressou de forma pungente seu desejo quando explicou:

— Fiquei com muita raiva. Teve uma época em que bastava eu roçar o joelho na coxa dela, e ela ficava cheia de tesão, mas há muito tempo não sinto que ela me quer assim. Quero que ela me queira como homem, que tenha sede de uma coisa e só uma coisa. E que essa coisa seja eu.

— Mas se ela pede um pouco de espaço, você se sente rejeitado — contraponho. — Sabe, o desejo age de formas estranhas. Ela está lhe pedindo para fingir que ela não existe, para não desejá-la, como um artifício para desejar você. Entendo que isso parece não fazer sentido. Por que tantos desvios? E entendo sua reação. Mas, veja, ela precisa separar o íntimo do erótico e, para isso, precisa de espaço. Ela o convidou a entrar num jogo que lhe permitiria fazer exatamente isso. Não era uma rejeição, era um convite. Não foque na questão prática do pedido, interprete como um jogo sexual. Ela está lhe dizendo: "Faça de conta que não precisa de mim. Faça de conta que não me vê".

Só que Jimmy não sabe fazer de conta, porque está num impasse com Candace. Não quer que seja necessário tanto contorcionismo para conseguir o desejo dela, quer que ela o queira como ele é. Jimmy se sente carente e rejeitado há tantos anos que o maior sentimento dentro dele é raiva. E essa raiva só aumenta aos seus olhos o tamanho do vazio que carrega. Essa ameaça de raiva, eles neutralizam com uma afeição colossal. A convivência quase ininterrupta age sobre eles como um inibidor do apetite sexual, e esse tipo de contato pode se manter por anos sem se transformar em desejo. O amor incondicional não produz desejo incondicional. Isso é amizade, e Jimmy e Candace são amigos que querem ser amantes.

Sabendo que Candace já manifestou a necessidade de distância, vejo uma abertura por onde intervir. Quero impedir esse toque aconchegante e afetuoso que acabou por substituir o sexo.

— Vocês costumam demonstrar carinho pelo toque? — pergunto, mesmo já sabendo a resposta.
— O tempo todo — responde ela.
— Dormem abraçados?
— Sim — responde Jimmy.
— Muitas vezes?
— Sim — respondem em uníssono.
— Pois parem com isso.

Os dois arregalam os olhos. Ali estão eles, destacando um aspecto da relação que ambos prezam, e venho eu lhes tirar isso. Pela reação de Candace, vejo que toquei no ponto certo.

— Você não sabe o que está propondo — diz ela. — Sou muito sensível ao toque. É algo essencial para mim. Aceito de qualquer um, até de semidesconhecidos. Sou a promíscua do toque.

Jimmy acrescenta:

— Semana passada, quando visitamos minha família, a melhor amiga da minha mãe ficou acariciando os ombros dela. Sabe, me lembro de ter pensado que tanto fazia se fosse eu ou a sra. Monahan.

— Então, vai ser este o objetivo da terapia — concluo. — Vamos diferenciar Jimmy da sra. Monahan.

Essa orientação de não se tocarem abre um espaço em que Candace poderá correr atrás de Jimmy. Com isso, ele vai se sentir desejado.

— Vou ser bem enfática: nada de contato físico. Isso inclui beijos, massagens, carícias. Nada. Sinto muito, se virem. Podem escrever um para o outro, trocar bilhetes, olhares, o que quiserem. Pois o que acontece é que vocês abafaram a chama do desejo com a afeição, e assim não tem como pegar fogo.

Candace está pronta para aceitar minha sugestão.

— Tudo bem. Vai ser horrível, mas é uma boa ideia.

Quem será que teria mais dificuldade em cumprir minha prescrição? Embora Candace se apresentasse como a "promíscua do toque", eu desconfiava que seria Jimmy o primeiro a romper o acordo, pois tinha mais em jogo. Passara anos furioso, mas não sabia projetar essa raiva em quem também amava — como ter raiva com a pessoa com quem estava ligado. Por trás de sua contenção, por trás das carícias doces está o medo de que a raiva leve à inevitável separação. Nas primeiras semanas, Jimmy deu vários escorregões, então instruí Candace a ser mais assertiva ao repeli-lo — aumentei minhas apostas no jogo. Jimmy acabou cedendo.

— Depois de um mês nisso, eu não queria mais nada com ela.

Retirar a camada protetora de afeição acaba sendo mais eficaz do que eu previ.

— Talvez a segurança não me atraísse — confessou Candace —, mas eu contava com ela na minha vida. Nas últimas semanas ele anda mais afastado, e tem sido péssimo. Não estamos acostumados a ser assim. Tive o que pedi, mas não sei se é o que eu queria.

Candace e Jimmy construíram uma intimidade que excluía qualquer tipo de conflito. Toda tensão se cristalizava no impasse sexual. Era só ali que mantinham sua distinção. Ao retirar o equilíbrio de sua sexualidade harmoniosa mas monótona, minha esperança era introduzir uma maior noção de alteridade, pois sem isso não há como o desejo surgir.

Após alguns meses, Candace e Jimmy relatam ter notado uma diferença, mas ainda têm um longo caminho pela frente.

— Em muitos aspectos, nossa relação é incrível. Temos que ser gratos por ela, e sei disso — diz Candace —, mas também acabamos nos dando conta de que intimidade não significa não brigar nunca. É engraçado, porque nosso maior orgulho era, na verdade, meio que um problema.

Ao ouvir isso, ocorre-me que a palavra "segurança" tem mais de um aspecto. A psicóloga Virginia Goldner[7] faz uma distinção precisa entre a "segurança frágil do conforto permanente" e a "segurança dinâmica" dos casais que brigam e fazem as pazes, em uma relação que é uma sucessão de rupturas e reconciliações. Não é cooptando o conflito, mas antes reconhecendo-o, que a tensão sexual pode aflorar — e trazer segurança.

TODO MUNDO PRECISA DE UM JARDIM SECRETO

Em seu seminal livro *O segundo sexo*, Simone de Beauvoir afirma: "O erotismo é um movimento em direção ao Outro, esta é sua característica essencial".[8] No entanto, em nossas tentativas de criar intimidade, muitas vezes procuramos eliminar a alteridade, eliminando assim o espaço necessário ao florescimento do desejo. Buscamos intimidade para nos proteger da solidão;

criar a distância essencial para o erotismo nos priva do conforto do parceiro e nos faz sentir mais sós.

Sugiro que a capacidade de tolerar nossa individualidade — e a insegurança fundamental que isso gera — é uma precondição para manter o interesse e o desejo numa relação. Em vez de sempre procurar intimidade a qualquer preço, acredito que talvez os casais possam estar em situação melhor cultivando suas individualidades. Se isso parece difícil, podemos enxergar como o exercício de um sentimento de individualidade. O psicólogo francês Jacques Salomé[9] fala sobre a necessidade de desenvolver uma intimidade pessoal consigo mesmo para contrabalançar o casal. Há beleza nessa representação de uma ligação da pessoa consigo mesma em vez de uma distância em relação ao parceiro. Em nossa intimidade mútua, fazemos amor, temos filhos e dividimos espaço físico e interesses. Fundimos as partes essenciais de nossa vida. Mas "essenciais" não quer dizer "todas". A intimidade pessoal demarca uma área privada que exige tolerância e respeito. É um espaço — físico, emocional e intelectual — que só pertence a mim. Nem tudo precisa ser revelado. Todo mundo deve cultivar um jardim secreto.

O amor gosta de saber tudo sobre o outro; o desejo precisa de mistério. O amor gosta de encurtar a distância que existe entre nós, enquanto o desejo a toma como estímulo. Se a repetição e a familiaridade fazem crescer a intimidade, com o erotismo acontece o embotamento. O erotismo gosta de mistério, novidade, surpresa. O amor envolve ter; o desejo, querer. Sendo uma manifestação de anseio, o desejo exige a condição constante de inatingível. A ele não interessa onde já esteve, e sim para onde ainda pode ir. Muitos casais, quando se acomodam nos confortos do amor, deixam de abanar a chama do desejo. Esquecem que o fogo, quando cercado, se extingue.

3. As ciladas da intimidade moderna: Conversar não é o único caminho para a proximidade

Não temos segredos, contamos tudo um para o outro.[1]
Carly Simon, "We have no secrets"

Quando falava sobre relacionamentos, minha mãe não tinha muito que dizer sobre intimidade. "São necessárias duas coisas num casamento", ela me dizia. "Vontade de fazer dar certo e disposição em ceder. Não é difícil estar certo, mas aí a gente está certo e sozinho." Meu pai, que sempre foi menos pragmático que ela, mais do que supria a devida cota de demonstrações de afeto. Adorava a esposa abertamente e a cobria de beijos, presentes e atenção. Apesar disso, se eu tivesse lhe perguntado se tinham ou não intimidade, ele teria me olhado perplexo, sem entender. Ele sabia o que era amor e parceria, e dentro disso estava a vastidão da intimidade.

O discurso moderno sobre intimidade escaparia totalmente a meus pais e a outros de sua geração. A relação deles estava longe de ser perfeita — teriam várias razões para fazer terapia de casal —, mas a noção de "trabalhar a intimidade" lhes teria sido estranha.

No musical *Um violinista no telhado*,[2] quando Tevye conta para a esposa, Golde, que deixará a filha se casar com o homem que ela ama (em vez do que ele escolheu para ela), ele baseia sua decisão na compreensão de que "este é um mundo novo". É um mundo no qual as pessoas se casam por amor, ou seja, muito distante do mundo em que ele foi apresentado a Golde no dia do casamento e ouviu do pai que aprenderia a amá-la com o passar do tempo. Agora, 25 anos depois, ao ver o amor nascente da filha, ele pergunta à esposa se ela o ama mesmo depois de tantos anos juntos. Golde responde com uma espantosa lista de experiências que os dois tiveram ou ainda têm juntos e faz uma bela e lírica descrição da ideia que o "mundo antigo" fazia do amor e do casamento. Ela lava as roupas dele, ordenha as vacas dele, divide a cama com ele, passou fome com ele, briga com ele, educou os filhos dele, limpa a casa dele, faz a comida dele. "Se isso não é amor, o que é?", pergunta ela. Saber que Golde o ama não muda nada, mas Tevye termina a canção reconhecendo que, "depois de 25 anos, é bom saber".

O retrato que Golde pinta do casamento não coincide com o que hoje, no Ocidente, chamamos de intimidade. Se fôssemos descrevê-lo, o mais provável seria usarmos os termos vida doméstica (na melhor das hipóteses) ou opressão secular (na pior). No passado, quando o casamento era uma instituição mais pragmática, o amor era opcional. Essencial era o respeito. Homens e mulheres supriam suas necessidades afetivas com outras pessoas, principalmente do mesmo sexo. Os homens criavam vínculos através do trabalho e de atividades recreativas; as mulheres, através da criação dos filhos e dos pedidos de açúcar às vizinhas. O amor no casamento podia se desenvolver com o tempo, mas não era indispensável ao sucesso da família. O casamento era primordialmente uma questão de subsistência econômica e era uma parceria vitalícia. Hoje, é um projeto de livre escolha e baseado no amor. A intimidade deixou de ser uma consequência dos relacionamentos longos para ser essencial a eles. No casamento em que há companheirismo, a confiança e a afeição substituíram o respeito como os pilares da relação, de tal modo que é inquestionável o papel central ocupado pela intimidade.

A ASCENSÃO DA INTIMIDADE

O terapeuta familiar Lyman Wynne observa que a "intimidade só passou a ser reconhecida como 'necessidade' quando se tornou mais difícil de obter".[3] O advento da industrialização e o subsequente crescimento da vida urbana provocaram uma mudança importante na estrutura social: o trabalho e a família se separaram, assim como os indivíduos, que ficaram mais desligados, mais sozinhos e mais carentes de contato pessoal significativo.

Em contraste, quando vivemos muito agrupados, tendemos a buscar espaço mais do que intimidade. Quando três gerações vivem sob o mesmo teto, todo mundo sabe o seu lugar; é mais fácil os membros da família respeitarem as regras de formalidade que asseguram a privacidade e a discrição. Embora se compartilhe muita coisa, todos conseguem afirmar seu direito a algo pessoal — um canto só seu, uma xícara de café preferida, uma cadeira à janela, uma leitura tranquila no banheiro. De Tóquio a Djibouti e ao Queens, Nova York, aqueles que moram com parentes e aqueles que, por um aperto financeiro, são obrigados a viver amontoados não costumam buscar mais intimidade. Nesses casos, não há isolamento a transcender, portanto há um interesse muito menor em adotar os ideais de intimidade da classe média ocidental. Estão bem abastecidos de proximidade.

A intimidade se tornou o principal antídoto para vidas cada vez mais solitárias. Nossa determinação de "tentar entrar em contato com alguém" chegou ao cúmulo do fervor religioso. Hoje de manhã mesmo, enquanto eu anotava essas ideias, meu telefone de casa tocou; quando não atendi, foi a vez de meu celular tocar. Logo em seguida, meu computador apitou para avisar de um e-mail novo. Com minha linha particular sucumbindo à cacofonia, me dei por vencida e deixei que me "contatassem". Em nosso mundo de comunicação instantânea, suplementamos nossos relacionamentos com um sortimento de aparelhos tecnológicos, na esperança de que essas engenhocas todas fortaleçam nossos vínculos. O frenesi social mascara uma profunda sede de contato humano.

DIGA-ME COMO VOCÊ REALMENTE SE SENTE

É interessante notar que, embora nossa necessidade de intimidade tenha se tornado fundamental, a forma como a concebemos se estreitou. Já não aramos a terra juntos; hoje, conversamos. Acabamos por glorificar a comunicação verbal. Falo; logo, sou. Ingenuamente, achamos que nossa essência é transmitida de modo mais preciso através de palavras. Muitos pacientes meus expressam sinceramente essa suposição quando se queixam: "Não temos intimidade. Nunca conversamos".

Na era da comunicação, a intimidade foi redefinida. Já não são mais o profundo conhecimento e a familiaridade que se desenvolvem com o tempo e podem ser cultivados em silêncio. Em vez disso, pensamos em intimidade principalmente como um processo discursivo em que precisamos nos mostrar, compartilhar o que temos de mais íntimo e mais pessoal: nossos sentimentos. Naturalmente, esse é um processo tanto de escuta quanto de verbalização. Quem recebe essas revelações deve ser um parceiro amoroso, compreensivo e imparcial — um "bom ouvinte", que nos entenda e nos valorize. Queremos que nos conheçam profundamente, que nos reconheçam e nos aceitem plenamente como somos, e esperamos que nossa abertura seja retribuída.

Não é coincidência que a intimidade moderna, com sua ênfase no discurso, tenha surgido junto com o aumento da independência feminina. Quando as mulheres deixaram de depender financeiramente do marido e de ser obrigadas socialmente a tolerar uma união infeliz, elas começaram a esperar mais do casamento. O trabalho maçante não negociável tornou-se inaceitável, substituído pela expectativa de uma ligação afetiva mutuamente satisfatória. Os benefícios também se aplicaram aos homens, que já não precisavam mais ser o único provedor na família (sua própria forma de trabalho maçante).

No modelo contemporâneo de casal, a influência feminina é inequívoca. Numa época em que a sociedade precisava de novas narrativas de conexão, as mulheres trouxeram seus recursos comunicativos bem desenvolvidos. Já se gastou muita tinta para explicar a superioridade da capacidade verbal da mulher na área emocional; aqui, basta dizer que séculos de acesso limitado ao poder nos tornaram especialistas em construir relações. A socialização das meninas continua dando ênfase ao desenvolvimento de técnicas de relacionamento.

Mais do que nunca, a vida que levamos exige uma capacidade de adaptação enorme. Precisamos ser capazes de conservar o tecido conectivo de nossas relações a despeito das pressões constantes. A feminização da intimidade, com sua ênfase no diálogo aberto e sincero, fornece os recursos necessários à satisfação das exigências das relações modernas.

E O VERBO NÃO SE FEZ CARNE

A ênfase na "intimidade pelo diálogo" é, não obstante, problemática, por várias razões. A hegemonia da palavra falada, considerada uma prerrogativa feminina, colocou o homem numa inédita posição de inferioridade. Os homens são estimulados a agir, competir e ser destemidos. A capacidade de expressar sentimentos não é um atributo valorizado na formação da masculinidade americana. Ouso dizer que não é considerado sequer desejável — pelo menos ainda não. Assim, a "intimidade pelo diálogo" deixa muitos homens perdidos nos relacionamentos. Nesse regime, eles sofrem de uma deficiência de intimidade crônica que necessita de reparos constantes.

A identidade masculina se baseia, em grande parte, no autocontrole e na invulnerabilidade. No entanto, já observei que essas mesmas restrições levaram os homens a outros locais de autoexpressão. Na ausência de uma narrativa verbal do eu mais desenvolvida, o corpo se torna uma linguagem vital, um condutor da intimidade emocional. Muito já se escreveu sobre a manifestação agressiva da sexualidade masculina, mas ainda não se avaliou o suficiente que esse mesmo âmbito oferece também uma experiência restauradora para seu lado mais terno. O corpo é nossa língua materna original e, para muitos homens, continua sendo a única linguagem ainda não corrompida para a intimidade. Pelo sexo, os homens podem tornar a captar o puro prazer da ligação sem ter que condensar numa prisão de palavras suas necessidades difíceis de articular.

Os adeptos da intimidade pelo diálogo (em geral, ainda que nem sempre, mulheres) têm dificuldade de reconhecer essas outras linguagens da intimidade, daí se sentirem traídos quando os parceiros relutam em lhes fazer confidências. "Por que você não conversa comigo?", questionam. "Era para você me contar tudo. Não confia em mim? Quero ser sua melhor amiga." Nesse sistema, o menos conversador é pressionado a mudar e não se exige do conversador que seja mais versátil. Reduz-se a importância da comunicação não verbal: fazer coisas boas um para o outro, ter gestos atenciosos ou dividir projetos com um espírito de colaboração. Um sorriso que não tem preço ou uma piscadela na hora certa expressam cumplicidade e sintonia, especialmente quando não se tem palavras.

Eddie, um amigo meu de longa data, tem um extenso histórico de ser largado por mulheres que ficavam consternadas por ele não conseguir — ou não querer — "se abrir". O consenso entre elas era de que Eddie tinha medo de compromisso. "Seja lá o que isso signifique", dizia ele. As mulheres nunca sabiam o que ele sentia em relação a elas. Ele respondia na defensiva: "Como assim? A gente não se vê todo dia? Como você não sabe o que eu sinto?". Quando ele conheceu sua esposa, Noriko, ela quase não falava inglês e ele não sabia uma palavra de japonês. Foi uma aproximação silenciosa. Doze anos depois, com dois filhos, ele reflete sobre o início do relacionamento.

— Realmente acho que o que temos hoje só foi possível porque não conseguíamos conversar. Pela primeira vez não me pressionavam a dizer o que eu sentia, e assim Noriko e eu tínhamos que demonstrar nosso afeto de outras formas. Cozinhávamos muito um para o outro, nos dávamos banho. Eu lavava o cabelo dela. Víamos obras de arte. Lembro que, um dia, eu tinha acabado de ver uma escultura incrível que aquele sem-teto Curtis havia feito na Lafayette Street... ele era maluco, mas brilhante. Tente explicar isso por mímica. O que não conseguíamos dizer, nós mostrávamos, então eu fui lá, peguei a mão dela e atravessamos a cidade toda. O rosto dela se iluminou quando viu a escultura. A gente não deixava de se comunicar, a gente só não falava.

QUANDO DEMAIS AINDA É POUCO

Não estou convencida de que a revelação irrestrita — a aptidão para dizer a verdade sem nada esconder — promove necessariamente uma intimidade forte e harmoniosa. Qualquer hábito pode ser levado a um extremo ridículo. Eddie e Noriko nos lembram que podemos ser muito chegados sem falar muito. E o inverso também é verdadeiro: mesmo o excesso de conversas autorreveladoras pode nos deixar na periferia da intimidade.

No maravilhoso filme *Terapia do prazer*, uma cena de amor ardente — penumbra, partes de corpos indistintas, os gemidos e arquejos que acompanham o orgasmo — é imediatamente seguida de uma sessão de terapia de casal. O terapeuta, representado por Spalding Gray, é adepto de uma ideologia de abertura que o marido acha mais do que difícil de aceitar.

Terapeuta: Como vai o sexo?
Joseph: Você começa.

Mary: Tudo bem. Tenho que confessar uma coisa: eu finjo o orgasmo. Não queria contar para não magoar você.
Joseph: Você nunca gozou?
Mary: Com você, não.
Terapeuta: Joseph, é importante que Mary se sinta à vontade para lhe dizer como se sente e que você saiba ouvir.

Obviamente, saber tudo sobre o outro e fazê-lo saber tudo a nosso respeito nem sempre promove a intimidade que queremos. Se as palavras servem como condutoras de conexão, elas também podem montar obstáculos insuperáveis. Nem é preciso dizer que não defendo esse tipo de intervenção terapêutica.

A obrigação da intimidade, quando levada longe demais, pode parecer coerção. Em meu trabalho, vejo casais que já não esperam convite para entrar no espaço pessoal do parceiro, vão logo exigindo ser admitidos, como se tivessem direito a acesso irrestrito aos pensamentos íntimos de sua cara-metade. A intimidade torna-se invasão em vez de proximidade — intimidade com uma ordem expressa. "Você tem que me ouvir." "Cuide de mim; diga que me ama." Algo que deveria se desenvolver naturalmente, que faz parte da beleza e da sabedoria de uma relação amorosa, é imposto ao parceiro menos propenso a se comunicar verbalmente. Em seu livro *Passionate Marriage* [Casamento com paixão], David Schnarch[4] ilustra muito bem como o desejo de intimidade pode levar uma pessoa a impor uma reciprocidade forçada como forma de afastar a ameaça de rejeição. A barganha da reciprocidade é mais ou menos assim: "Eu conto se você quiser, e eu quero, então você tem que contar". Não gostamos da intimidade unilateral.

Alguns casais levam isso um pouco mais longe, confundindo intimidade com controle. O que passa por atenção é, muitas vezes, uma vigilância disfarçada — uma investigação dos detalhes da vida do outro. "O que você comeu no almoço?" "Quem te ligou?" "Sobre o que conversaram?" Esse tipo de pergunta simula intimidade e confunde detalhes insignificantes com uma ideia de conhecimento mais profunda. Muitas vezes me admiro de ver como os cônjuges podem saber muito sobre os menores detalhes da vida um do outro sem ter uma conversa significativa há anos. Aliás, tal transparência pode anular a curiosidade. É como se essa torrente de perguntas substituísse um inquérito mais atento e mais genuinamente interessado.

Quando o impulso de se abrir vira obrigatório, quando os limites pessoais já não são respeitados, quando só se reconhece o espaço compartilhado com o companheiro e o espaço pessoal é negado, a fusão substitui a intimidade e a posse coopta o amor. É também o beijo da morte para o sexo. Destituída de enigma, a intimidade se torna cruel quando exclui qualquer possibilidade de descoberta. Se nada resta a esconder, nada resta a procurar.

O CORPO TAMBÉM FALA

Além de deixar os homens em desvantagem, a supremacia da conversa como caminho primordial para a intimidade mantém as mulheres aprisionadas na sexualidade reprimida, pois nega a capacidade expressiva do corpo feminino. Essa ideia me perturba, porque reforça a noção de que o desejo sexual da mulher só é legítimo dentro de uma relação emocional — só através do amor a carnalidade feminina pode ser redimida.

Historicamente, a sexualidade e o intelecto femininos nunca se integraram. O corpo da mulher era controlado e sua sexualidade, contida, para não corromper a virtude dos homens. A feminilidade, associada à pureza, ao sacrifício e à fragilidade, caracterizava a mulher de moral elevada. Sua gêmea perversa, o súcubo (prostituta, vagabunda, concubina, bruxa), era a mulher carnal, sensual e abertamente lasciva, aquela que abria mão de ser respeitável em nome da exuberância sexual. A sexualidade vigorosa era domínio exclusivo dos homens. As mulheres sempre procuraram se desvencilhar da oposição entre virtude e sensualidade imposta pelo patriarcado e ainda lutam contra essa injustiça. Quando privilegiamos a verbalização e rebaixamos o corpo, somos cúmplices em mantê-las confinadas.

INTIMIDADE BILÍNGUE

Quando se trata de deixar o corpo falar, Mitch e Laura estão em lados diametralmente opostos. Os dois tiveram seu eu sexual reduzido a um estereótipo. Laura o descreve como o clássico homem obcecado por sexo, que exige não importa como ela se sinta.

— Ele só se aproxima quando quer transar, e está sempre querendo — conta ela, ressentida.

Laura, que é voluntariosa e às vezes dominadora no trato diário, é vista por Mitch como uma mulher inibida no âmbito sexual e que repetidamente rejeita seus avanços motivada por infinita repulsa e desprezo.

— Ela age como se eu fosse um animal selvagem e se afasta toda vez que encosto nela. Eu me sinto um lixo com isso — diz ele, com amargura.

Para Laura, o sexo sintetiza todas as restrições culturais e familiares que ela absorveu na infância; seu corpo é o ponto de encontro de diversos tabus e tensões. Como muitas de sua geração (ela tem cinquenta e poucos anos), Laura cresceu acreditando que podia ser inteligente ou bonita, nunca as duas coisas. Os únicos comentários sobre sua aparência que ela se recorda de ter ouvido do pai foram sobre seus seios que começavam a se desenvolver. E o lembrete distorcido da mãe era de que ela tinha sorte de não ser muito bonita, uma vez que os garotos só queriam uma coisa. Hoje, adulta, ela usa roupas que escondem o corpo (gola alta mesmo no verão) e se sente humilhada quando elogiam sua aparência. Ela associa sexualidade a medo; nunca conseguiu usufruir os arrebatamentos do corpo.

Já Mitch vê o sexo como um lugar onde é totalmente livre, desinibido e em paz. Nem sempre foi assim. Ele teve um desenvolvimento tardio, era desajeitado e não muito atlético. Mas duas coisas salvaram sua juventude: sabia dançar e gostava muito de garotas. Aos dezoito anos, apaixonou-se por Hillary, estudante universitária já com experiência considerável, e com ela teve uma iniciação maravilhosa às volúpias do sexo. Infelizmente, no casamento ele veio a se sentir péssimo em relação a algo que sempre vivera com confiança e alegria. Enquanto Laura passou a se sentir deficiente, acanhada e culpada.

Encorajo Mitch e Laura a ouvir um ao outro com mais boa vontade. Mitch começa a entender que o alheamento de Laura em relação ao próprio corpo nada tem a ver com ele, o que alivia o sentimento de rejeição e a angústia por se sentir incapaz de satisfazê-la na cama. Para Mitch, é muito claro que seu desejo é fruto do amor, e ele precisa ajudar Laura a confiar em seu interesse por ela. Longe de buscar uma liberação egoísta para seu desejo, ele deseja união.

De sua parte, Laura aprende algo igualmente crucial sobre Mitch — que quando a linguagem verbal lhe falta, como invariavelmente acontece no âmbito da emoção, ele se comunica com o corpo. Ela sempre achou que a "mania da posição horizontal" de Mitch fosse pura necessidade física de alívio. Quando se dispõe a ouvi-lo, ela enfim entende que ele precisa do corpo para expressar ternura e desejo de contato. Só no sexo ele se sente à vontade emocionalmente. Ao lhe negar a linguagem sensual, Laura torna difícil ele "falar" com ela. Ela não vê o marido que ele realmente é, ao mesmo tempo que reforça os próprios comportamentos que a desagradam: quando só resta a Mitch sua linguagem verbal truncada, o amante romântico desaparece e surge o tirano.

Mitch e Laura exemplificam dois extremos no continuum mente-corpo. Os casais muitas vezes são configurados em lados opostos dessa linha. Há aqueles para quem o corpo é uma prisão em que se sentem confinados, constrangidos e cheios de autocrítica. O corpo é um sítio inibido, esquisito e tenso. Brincadeiras e criatividade não têm lugar aí. As palavras dão mais sensação de segurança do que gestos e movimentos, então essas pessoas se refugiam na verbalização. Quando tentam entrar em contato com o outro, preferem a via verbal. Depois, há aquelas para quem o corpo é um lugar de folguedos, onde se sentem livres e soltas. Elas conservam a capacidade infantil de habitar plenamente seu corpo. No âmbito físico, podem se expandir; não precisam ser responsáveis. Muitas vezes são a parte do casal que quer mais intimidade física. É especialmente durante o ato sexual que conseguem fugir de suas reclamações internas. Para elas, o sexo é um alívio à ansiedade; para seus parceiros mais verbais, acaba gerando ansiedade.

Como terapeuta, procuro tornar cada parte do casal mais fluente na linguagem da outra. A experiência de Laura lhe roubou a capacidade de reconhecer o vocabulário do corpo. Como muitas mulheres, ela reflete as repressões seculares à sexualidade feminina que aprisionaram a mulher na passividade e a tornaram dependente do homem para seduzi-la e iniciá-la na sexualidade. Embora tenha independência econômica e profissional, continua sexualmente dependente. Cabe a Mitch definir o que ela quer. Juntas, expomos os conflitos tortuosos entre desejo e negação, entre querer e não ter, gratificação e repressão. Convido-a a se envolver com suas fantasias, a reconhecer seus impulsos, a se responsabilizar pela própria satisfação sexual. Dirijo sua atenção para seu eu físico e a desafio a romper a vigilância, a culpa e a negação. Será que ela pode olhar nos olhos da mãe e mesmo assim conservar uma noção de si mesma como um ser sensual? Será que pode se entregar ao próprio erotismo e declarar oficialmente vago o lugar da "moça comportada"?

Quando sugiro a Mitch e Laura que eles estão aprisionados numa linguagem muito pouco imaginativa, um alfabeto muito limitado para conter sua vida erótica, Mitch começa a chorar.

— Não estou zangado — diz ele, referindo-se a todas as vezes que sua frustração lhe arrancou palavras mesquinhas e ferinas. — Estou desolado.

Peço a Laura para se limitar a abraçá-lo e saio da sala por alguns minutos para lhes dar a oportunidade de se ligarem através da pureza do contato físico.

Quando volto, os dois estão tão distantes um do outro que parece que vão cair das extremidades do sofá. Um abismo os separa. Quando pergunto o que aconteceu, eles logo recaem na recriminação mútua comprovadamente eficaz, que foi o que os levou até ali.

— Eu tentei, mas ele...

— Eu só me afastei porque ela se afastou...

Percebo que minha intervenção foi mais uma expressão de uma esperança minha do que de qualquer intenção da parte deles. Eles não estavam prontos.

Percebendo ser inútil investir em mais diálogo, tento diversos outros tipos de abordagem nos meses seguintes, a maioria baseada na interação física. Oriento, por exemplo, que um conduza o outro pela sala experimentando dinâmicas diferentes entre os papéis de líder e seguidor: cooperação, resistência e passividade; que caiam para trás nos braços do parceiro; que fiquem de pé cara a cara e se empurrem com as mãos abertas; que imitem os movimentos um do outro. As conversas que acompanham os jogos vão ficando mais reveladoras, menos críticas e até mais alegres. A representação física mas não sexual do impasse emocional que vivem permitiu que enxergassem seus padrões de resistência.

— Eu deixo que ele se aproxime — confessa Laura —, mas não demais. Confio nele, mas só até certo ponto. Sempre me contenho, não?

— Quando você não se sente desejável, é mais difícil acreditar que Mitch a queira — explico. — É muito mais fácil pôr a culpa nele... e, justiça seja feita, ele lhe dá muitas oportunidades para isso... É mais fácil do que encarar a profundidade da sua insegurança.

Mitch, que aponta para a passividade sexual de Laura há anos, fez algumas descobertas.

— Acho que também não sou muito criativo. Quando estávamos fazendo o exercício, senti que mal assumia a dianteira. Odeio admitir, mas me senti melhor na resistência passiva. Sou imbatível nisso.

Lembrei a Mitch que quando ele conheceu Hillary, seu primeiro amor, ela também assumiu o papel de líder na relação.

— Você de fato se exprime com muita eloquência no âmbito físico, mas é profundamente dependente de um interlocutor forte para conseguir se sentir seguro. E, até agora, Laura não foi esse interlocutor.

Quando Mitch e Laura me procuraram, relutei em aceitá-los. Eles me consideravam sua última chance na terapia de casais. Eu era a terceira ou a quinta (não lembro qual) que consultavam em mais de vinte anos. Durante anos, tentaram sair dessa rotina na base da conversa, mas, evidentemente, não deu certo. Ficavam se atacando e se defendendo verbalmente, na defensiva, hostis e totalmente fundidos. Já haviam se desnudado bastante, mas estavam longe da intimidade.

Eu sabia que não deveria me limitar aos hábitos da cura pela palavra — para eles, conversar passara a ser sinônimo de gritar e já não levava a lugar algum. Os exercícios foram uma lente alternativa para examinar a dinâmica entre eles. A corporificação de seus problemas nos forneceu um texto novo para lermos juntos. Era novo o suficiente para sacudi-los e remover as trincheiras. Estavam entrando em território novo.

Em meu trabalho, ressalto que a intimidade não é monolítica; tampouco é constante. É intermitente, feita para crescer e minguar até nas melhores relações. A terapeuta familiar Kaethe Weingarten[5] nos orienta a não olhar a intimidade como um traço estático de uma relação; ela a vê como uma qualidade interativa que ocorre em momentos isolados e existe dentro e fora de compromissos de longo prazo. Existe a sincronização de parceiros de dança, a súbita identificação entre estranhos num avião, a solidariedade entre testemunhas de uma catástrofe, o reconhecimento mútuo de sobreviventes — de câncer de mama, alcoolismo, terrorismo, divórcio. Existe a intimidade entre profissionais e aqueles a quem prestam serviço — médico e paciente, terapeuta e cliente, stripper e frequentador. Carregamos a expectativa de vivenciar esses discretos momentos de reconhecimento em relações contínuas, mas eles não necessariamente se vinculam a alguma narrativa que tudo englobe. Podem ser circunstanciais, espontâneos e não ter seguimento. Depois de conhecer as ideias de Weingarten, já não olho as relações como íntimas ou não íntimas.

Em vez disso, observo a aptidão de cada casal para se envolver numa série de convites íntimos feitos ao longo do tempo.

Às vezes, o tecido emocional é constituído através da conversa, mas na maior parte dos casos não é isso que acontece. Montar uma estante para o parceiro ou parceira, trocar os pneus do carro dele ou dela e aprender a receita de canja de galinha que ela amava quando era criança são gestos com potencial nesse sentido. Golde, em *Um violinista no telhado*, nos lembra que até mesmo as atividades corriqueiras do dia a dia criam, com o passar do tempo, uma rica tapeçaria de conexão. Eddie e Noriko, mestres da comunicação não verbal, podem nos dar uma aula sobre formas alternativas de expressar o amor que sentimos. Quando só valorizamos o que é revelado por palavras, prestamos um desserviço a nós mesmos. Numa época em que podemos usar praticamente qualquer meio para formar conexões, precisamos exaltar e reconhecer essas muitas formas de buscar alguém e tocá-lo.

4. Democracia versus sexo quente: Desejo e igualitarismo não jogam segundo as mesmas regras

> *Não há constituição sexual que se sustente na paisagem sem lei e indomável da imaginação erótica.*[1]
> Daphne Merkin

Há muitos anos, assisti a uma conferência nacional em que um dos palestrantes analisou a história de um casal que começara a fazer terapia levado, em parte, por uma grande diminuição em sua atividade sexual. Antes, esse casal encenava fantasias de dominação e submissão; agora, após o nascimento do segundo filho, a mulher queria algo mais convencional, mas o marido estava apegado ao estilo antigo de fazer amor. O palestrante partia do princípio de que, para resolver esse impasse, seria preciso trabalhar com a dinâmica emocional do casamento deles e com a de sua nova situação como pais, porém, na discussão que se seguiu, a plateia se mostrou muito menos interessada na relação do casal em termos mais amplos e mais na questão da dominação e da submissão.

Que patologia, questionaram vários participantes, explicaria o desejo do homem de objetificar sexualmente a esposa? E o que explicaria o desejo dela de se deixar algemar? Talvez, especularam alguns, a maternidade lhe tivesse devolvido o sentimento de dignidade e ela agora se recusasse a ser tão humilhada. Outros sugeriram que o impasse refletia diferenças de gênero de longa data: os homens eram propensos a buscar distância, poder e controle, ao passo que as mulheres ansiavam por uma ligação amorosa. Havia ainda aqueles convictos de que casais como esse precisavam de conexões mais empáticas, para contrapor a tendência que ambos tinham de se envolver numa relação implicitamente abusiva. Todos esses comentários deixaram claro o subtexto tácito de que tais práticas são intrinsecamente degradantes para as mulheres, uma censura à própria noção de igualdade sexual e que estão em desacordo com um casamento feliz e saudável.

O grupo passou duas horas falando sobre sexo sem mencionar uma única vez prazer ou erotismo, por isso finalmente me manifestei. Eu me perguntava, disse, se era a única espantada com aquela omissão. Afinal de contas, era inteiramente consensual. Talvez a mulher já não quisesse ser amarrada pelo marido porque agora tinha um bebê atado ao seio o tempo todo, amarrando-a mais do que qualquer corda conseguiria. Os presentes ali não tinham também suas próprias preferências sexuais, preferências que não sentiam necessidade de interpretar ou justificar? Por que presumir automaticamente algo de degradante ou patológico na brincadeira erótica daquele casal? Mais especificamente, será que a pronta participação de uma mulher na submissão era uma afronta grande demais ao politicamente correto? Será que era tão ameaçador assim que uma mulher forte e segura gostasse de representar fantasias de submissão? Aquilo diminuiria a posição moral da mulher? Talvez os participantes daquela conferência temessem que, de alguma forma, reconhecer o desejo de submissão da mulher no sexo sancionaria a dominação masculina em tudo mais: nos negócios, na vida profissional, na política e na economia. Talvez as próprias ideias de dominação e submissão sexual, conquista e subjugação, agressão e entrega (não importando qual parceiro faça este ou aquele papel) sejam incompatíveis com os ideais de justiça, parceria e igualdade que hoje são a base do casamento.

Como sou relativamente estrangeira na sociedade americana, desconfiei que o incidente refletisse suposições culturais mais profundas. Será que os clínicos na sala achavam que as práticas sexuais daquele casal, embora consensuais e desprovidas de violência, tinham "sacanagem" demais e, portanto, eram inadequadas para a seriíssima missão de conservar um casamento e criar uma família? Era como se o prazer sexual e o erotismo que tomam caminhos ligeiramente exagerados da fantasia e da brincadeira, especialmente jogos envolvendo agressão e poder, devessem ser riscados do repertório de adultos responsáveis em relacionamentos afetivos institucionais.

Após a conferência, tive ótimas conversas com diversos terapeutas de casais da América do Sul, do Oriente Médio e da Europa e percebemos que estávamos em ligeiro descompasso com o comportamento sexual americano, mas não era fácil identificar qual era a diferença cultural em questão. Num assunto tão carregado de tabus, generalizar é perigoso. Mas, se eu pudesse arriscar uma observação deselegante, diria que o igualitarismo, a franqueza e o pragmatismo estão arraigados na cultura americana e inevitavelmente influenciam a forma como pensamos e vivemos o amor e o sexo. Já os latino-americanos e os europeus tendem a refletir outros valores culturais e a incorporar a dinâmica da sedução, o foco na sensualidade e, em vez da ideia de igualdade absoluta, a de complementaridade — ser diferente mas tendo ambos o mesmo valor.

A POLÍTICA NA CAMA

Alguns dos melhores pilares sociais dos Estados Unidos — os valores de democracia, igualdade, busca do consenso, flexibilidade, imparcialidade e tolerância — podem, quando levados para a cama com muita diligência, resultar num sexo chatíssimo. O desejo sexual e a boa cidadania não jogam de acordo com as mesmas regras. E o igualitarismo esclarecido, embora represente um dos grandes avanços da sociedade moderna, pode ter um revés no domínio erótico.

Elizabeth passou vinte anos tentando afastar Vito das tradições machistas do sul da Itália e guiando-o para a igualdade pós-feminista da classe média de Nova York. Quando ele diz: "Acho que estamos melhorando na nossa relação", ainda com a mesma voz de Don Vito Corleone, eu percebo a dimensão da transformação cultural pela qual passou. Elizabeth é uma mulher de seus quarenta e poucos anos que se descreve como "hiper-responsável". É psicóloga e trabalha como orientadora numa escola com mais de quatrocentas crianças no ensino fundamental, além de se encarregar de quase tudo em casa.

— Sempre fiz o que é certo. Sempre fui muito atenta aos deveres. Faço uma lista de tarefas e cumpro. Em alguns aspectos, isso sempre funcionou bem para mim. E, nos meus relacionamentos, sempre estive no papel de coordenadora e chefe competente. Eu sentia como se nunca pudesse simplesmente relaxar, me sentir livre e impulsiva e talvez até meio irresponsável. — Elizabeth faz uma pausa e sorri timidamente. — Aí conheci Vito e descobri o quanto a submissão sexual me atrai. Talvez isso não se encaixe na ideia que sempre tive de mim mesma, ou a que os outros tinham de mim, mas é verdadeira.

— Porque no sexo você pode perder o controle sem medo? — pergunto.

— Sim.

— É a única área em que você não precisa tomar decisões, não precisa se sentir responsável por ninguém.

— Para mim, é como tirar umas férias — explica ela. — Não tenho que usar maquiagem, não tenho que atender o telefone, não tenho que liderar nada. É como estar numa ilha distante, maravilhosa, longe da minha vida comum. Posso simplesmente sair do meu mundo e ser outra pessoa, uma mulher sensual e meio selvagem.

Elizabeth quer que a tratem com brutalidade, que lhe digam o que fazer — como se, através de seu eu erótico, pudesse corrigir o desequilíbrio em sua vida e preencher algo vital. Ela adora o abandono que vem com o sentimento de impotência. E eu acrescentaria que ela também se excita brincando na zona proibida do desequilíbrio de poder.

— Quando ele vem para cima de mim com força, me sinto sexy. A tensão aumenta. Como se ele me quisesse tanto que não consegue se controlar — diz Elizabeth.

Com presença de espírito, Vito acrescenta:

— Ela também não consegue se controlar. Quando ela se entrega, eu sei que sou irresistível.

Considerando as duras realidades da violência e tráfico sexual, estupro, pornografia infantil e dos crimes passionais, é preciso bastante firmeza sobre os abusos de poder que permeiam a política do sexo. A poética do sexo, porém, muitas vezes é politicamente incorreta; ela adora jogos de poder, inversão de papéis, prerrogativas marcadas, exigências imperiosas, manipulações sensuais e crueldades sutis. Assim, moldados pelo movimento feminista e seus ideais igualitários, os americanos se veem desafiados por essas contradições. Temos medo de brincar com os desequilíbrios de poder no campo sexual, mesmo numa relação consensual entre adultos maduros, e acabar derrubando o respeito que é essencial para as relações humanas.

Não estou de forma alguma defendendo um retrocesso da história ou ideias antifeministas. Qualquer discussão moderna sobre casais e sexualidade seria perniciosa e equivocada se não reconhecesse a tão salutar influência do feminismo no molde da família americana. O movimento das mulheres procura eliminar desigualdades de gênero arraigadas e expor as estruturas que perpetuam a dominação masculina em todas as esferas da vida, incluindo na sexualidade. O feminismo desafia a orientação de dois pesos e duas medidas: os homens são encorajados a ter muitas experiências sexuais (vistas até como um estágio de desenvolvimento necessário), mas as mulheres não podem exercitar essa curiosidade. Além disso, a sociedade exige fidelidade sexual das mulheres enquanto fecha os olhos para as traições dos homens, porque, afinal, "homem é assim mesmo". (Ainda há países onde um homem pode matar a esposa infiel sem qualquer consequência legal. Em algumas culturas, matá-la é a única forma de o marido recuperar sua honra e a da família.)

Por muito tempo, as diferenças de gênero — e os tabus e proibições daí decorrentes — foram vistas como imperativos incontestáveis, com raízes biológicas e, portanto, imutáveis. O feminismo mostrou que tudo isso era, na verdade, construções sociais que reforçavam a secular organização dos gêneros — obviamente favorável aos homens. Livros como *Our Bodies, Ourselves* [Nosso corpo, nós mesmas] e *Mulheres* visavam devolver às mulheres a noção de serem donas da própria sexualidade, tanto no sentido legal quanto psicológico, e libertá-las das amarras que as governavam nessa área de suas vidas. O prazer feminino não podia ser liberado enquanto as mulheres não tivessem certa proteção dos tradicionais perigos — muito reais — associados ao sexo. Doenças sexualmente transmissíveis, estupros e gravidez indesejada traziam ruína, além de vergonha, e o parto sempre podia ser fatal.

As primeiras feministas estavam muito mais interessadas na soberania sexual do que no prazer. Uma coisa de cada vez, pensavam. Enquanto os homens dominarem completamente a vida econômica e política, enquanto as mulheres forem dependentes dos homens financeiramente, enquanto todo o peso da criação dos filhos recair nas costas das mulheres (até nos casais mais igualitários), não se pode falar de liberdade sexual feminina. É inegável que as feministas americanas obtiveram progressos tremendos em todos esses aspectos, que são essenciais para uma verdadeira liberdade, no sexo e em qualquer outra esfera.

No entanto, houve algumas consequências acidentais. Sem querer diminuir as conquistas historicamente significativas, acho que a ênfase no sexo igualitário e respeitoso — purgado de qualquer expressão de poder, agressão e transgressão — é antagônica ao desejo erótico para os homens assim como para as mulheres.

O ESPAÇO LIMITADO DO EROTISMO

Elizabeth e Vito se esforçam para ter um casamento equitativo, mas o sexo sempre os leva para outro lugar. O diferencial de poder que seria inaceitável para Elizabeth na relação afetiva é precisamente o que a excita na cama. A princípio ela se acanha quando revela isso, pois não se encaixa com a imagem de mulher liberada e poderosa que faz de si.

— É difícil aceitar o que me excita. Durante muito tempo, minhas fantasias me perturbaram. Não me identifico com a submissão. Levei anos para conciliar essa minha preferência e minhas convicções políticas. Já estava casada fazia algum tempo, com filhos e estável na carreira quando percebi que estava na hora de parar de me esconder, de fingir e, principalmente, de me desculpar por quem eu era e pelo que desejava no mundo. A idade ajuda. Já não acho que precise me justificar. Talvez seja esse o significado de libertação sexual.

Muitas mulheres acham difícil aceitar seu desejo de submissão sexual, mas sair de nós mesmos é exatamente o que o erotismo nos permite fazer. No erotismo, rimos das restrições culturais; as proibições que tanto respeitamos na claridade costumam ser as que gostamos de transgredir no escuro. O erotismo é um espaço alternativo em que podemos vivenciar nossos tabus tranquilamente. A imaginação erótica tem força para anular a razão, a convenção e as barreiras sociais.

Quanto mais aponto para as tensões nessas epifanias de prazer, mais Elizabeth parece aliviada. Continuo:

— Claro que nada é mais assustador que perder o controle na "vida real", mas o maior atrativo da fantasia é que ela nos permite transcender as restrições morais e psicológicas do dia a dia.

Quando expressamos livremente nossa sexualidade, cedemos aos nossos impulsos turbulentos e ao nosso lado renegado e libertino. Mordechai Gafni,[2] um estudioso do misticismo judaico, explica que as fantasias são como espelhos, que seguramos diante de nós para ver o que há atrás. Vemos imagens de nós que de outra forma não veríamos. Se o compromisso é trocar liberdade por segurança, o erotismo é a porta que nos devolve o acesso à liberdade. Na grande extensão de nossa imaginação, descobrimos a liberdade que nos permite tolerar os limites da realidade.

A própria dinâmica de poder e controle que pode ser instigante numa relação afetiva pode se tornar altamente desejável quando erotizada. Misturamos no caldeirão da mente erótica os componentes mais problemáticos do amor — dependência, entrega, ciúme, agressão, até mesmo hostilidade — e os transformamos em poderosas fontes de excitação. Meu paciente Oscar não suporta receber ordens da esposa mandona, mas gosta que ela faça o que quiser com ele na cama. Quando ela grita ordens de arrumação da casa, ele é transportado para a cozinha da mãe, mas não sente essa ameaça regressiva quando as luzes se apagam. O que ele odeia no âmbito doméstico é o que escolhe no erótico. Maxwell, que fica sempre de olho aberto para os muitos admiradores da bela namorada, sempre os evoca quando transa com ela. O que o ameaça em público o fascina na intimidade. Ele transforma seus medos de cada dia em seduções de cada noite. E Elizabeth, a mulher que assume o comando, adora dar um tempo quando Vito toma as rédeas no sexo. Essa submissão não a oprime. Pelo contrário: a satisfaz. E ela sente um respeito renovado por ele quando, "para variar, ele sabe o que fazer". O controle dele lhe oferece um local seguro para soltar seu eu lascivo. O desequilíbrio de poder é seguro e sensual — protege e ao mesmo tempo liberta.

O PODER SUBVERTIDO

Alguns diriam que o desejo de submissão de Elizabeth nada mais é que uma reencenação da dominação masculina tradicional; que os arranjos sexuais em que um parceiro domina e controla e o outro é passivo e fraco são intrinsecamente hierárquicos e opressivos, nada mais que um replay do patriarcado. Porém, os prisioneiros raramente sentem o desejo de fingir que são prisioneiros. Só os livres podem escolher fazer de conta. A meu ver, ser capaz de brincar com papéis é um indício de que já não se é controlado por eles. A brincadeira tem o potencial de perturbar a própria noção de categorização de gênero. Para Elizabeth, ser controlada sexualmente é em si um ato subversivo que acaba sendo libertador. Com Marcus, que chefia a unidade de pesquisa e desenvolvimento de uma grande companhia internacional de software, é a mesma coisa. Ele é um homem tipo A clássico: assertivo, ambicioso, daqueles que passam mais tempo no ar que no chão. Sua firmeza e sua agressividade o tornaram um líder natural em seu ramo de trabalho altamente competitivo. A ideia de "poder" está ligada a muitas de suas atividades e aparece com frequência em suas conversas. Ele caminha na trilha do poder, bebe poder, almoça poder e recarrega as baterias durante poderosas sonecas de dez minutos. E, nas horas vagas, gosta de uns bons tapas.

Marcus chega à casa da namorada depois de um longo dia de chefia. Com uma mulher sexualmente poderosa, dominadora, ele descansa da obrigação de estar no controle. Com a namorada no comando, no papel de dominatrix, ele pode abrir mão disso, pois sabe que ela consegue absorver a intensidade de seus desejos. E essa mesma entrega que o satisfaz no sexo o alimenta emocionalmente. Assim como Elizabeth, Marcus vivencia no espelho erótico uma faceta sua submersa mas vital. Em nossa cultura, a passividade é associada a mulheres e fraqueza. Daí o grande conflito emocional dos homens (e de muitas mulheres). Só que ela permanece no nosso psiquismo e continua a atrair. Marcus teme a entrega tanto quanto anseia por ela. Sua fantasia lhe permite uma passividade confinada, uma volta segura porém mascarada aos braços da mãe. E, embora ele não esteja interessado em explicações teóricas ou sérias para sua "motivação", esse seu apetite contradiz a concepção estereotipada de que o homem está sempre por cima, sempre no poder.

NÃO EXISTE AMOR SEM ÓDIO

Os defensores da intimidade moderna — com conselheiros matrimoniais e escritores de autoajuda na linha de frente — vêm constantemente buscando neutralizar a questão espinhosa do poder em relações formais. Diz-se que a parceria ideal é aquela em que há absoluta igualdade em todas as áreas da relação, como se tivéssemos uma balança na mão para pesar o poder. Impregnados dessa ideologia, muitos não querem nada menos que isso.

Mas o fato é que a negociação do poder faz parte de todas as relações humanas. É mais fácil reconhecer tais desequilíbrios nas manifestações flagrantes de autoritarismo, coerção, intimidação, agressão e castigo: o que detém o poder aplica castigo e recompensa na proporção da submissão do outro a seus desejos. Mas existe também o poder dos fracos. A deferência, a passividade, a contenção, a insinuância e o desejo moral da vítima de provar que é melhor são suas manifestações de força. O poder e os desequilíbrios de poder são inevitáveis.

Ethel Spector Person, em *Feeling Strong* [Sentindo-se forte],[3] diz que primeiro aprendemos sobre diferenciais de poder na grade da família. "Todas as relações de poder, todos os desejos de dominar ou de se submeter têm suas raízes psicológicas no fato de que todos já fomos uma criancinha com pais grandes e têm suas raízes existenciais no sentimento de ser pequenino num mundo grande incontrolável que precisamos conseguir domar." A infância é nosso treinamento básico para as táticas de poder. Temos nossa vontade; nossos pais têm a deles. Pedimos; eles objetam. Fazemos barganhas pelo que queremos; eles nos dizem o que podemos ter. Aprendemos a resistir e aprendemos a nos entregar. No máximo, aprendemos a equilibrar, a mediar, a entender.

Todas essas permutas de poder se esgueiram em nossa intimidade adulta, e o gênero realmente faz diferença. Meninos e meninas são iniciados no exercício do poder de formas radicalmente diferentes. Os homens treinam expressões diretas de poder; as mulheres, indiretas. E essas diferenças se mostram nos scripts sexuais.

Como adultos, nossa busca por controle é, em parte, uma tentativa de se defender da vulnerabilidade inerente ao amor. Quando colocamos nossas esperanças numa pessoa, nossa dependência aumenta vertiginosamente. Nossas frustrações e decepções também. Quanto maior nossa impotência, mais perigosa é a ameaça de humilhação. Quanto maiores nossas necessidades, maior nossa irritação quando não são satisfeitas. As crianças sabem disso; os amantes também. Ninguém pode nos levar ao ponto de ebulição mais depressa que nosso parceiro (exceto, talvez, nossos pais, o lócus original dessa categoria de raiva). O amor sempre vem acompanhado de ódio.

Tememos nossa dependência tão profunda, mas muitos temem mais ainda nossa raiva. Recorremos a contorcionismos relacionais intrincados para manter toda essa combustão sob controle, mas os casais que implementam esse modelo de placidez com mais sucesso raramente são amantes apaixonados. Quando confundimos afirmação com agressividade, neutralizamos a alteridade, ajustamos nossos desejos e eliminamos racionalmente nossa hostilidade, produzimos uma calma que é tranquilizadora, mas não muito empolgante. Stephen Mitchell[4] afirma que só consegue amar aquele que consegue conter a agressividade. Devemos antes integrar nossa agressividade em vez de erradicá-la. Ele explica: "A degradação do romance, a diminuição do desejo devem-se não à contaminação do amor pela agressividade, mas à inabilidade de manter a tensão necessária entre elas".

JED E CORAL

Jed é modesto. Bem barbeado, gentil, inteligente e articulado. É delicado, o tipo de pessoa que nunca é grosseira. Mas, sexualmente, é outro homem. Jed descobriu o SM (sadomasoquismo) na adolescência e há anos se vale do erotismo como escape para a agressividade. Adora couro, superfícies duras, correntes, algemas.

— Eu era tímido e tinha dificuldade de me afirmar, mas ao mesmo tempo era muito revoltado, e não sabia canalizar essa revolta. Tinha muito medo de magoar as pessoas, então guardava tudo dentro de mim.

— Dá para entender por que o SM atraiu você — respondo. — Você podia fazer exigências sem medo de magoar ninguém. Existem códigos claros e negociação prévia, o que dá segurança. Você tende a se colocar em segundo plano, e a dominação sexual é uma forma de anular a supremacia do outro. Uma resposta inteligente à sua subordinação emocional.

— Exato — confirma ele. — Mas, ao mesmo tempo, tudo gira em torno da necessidade da outra pessoa. Estou dando prazer a ela: isso é o fundamental. Ela quer aquilo. Ela tem que entrar no jogo com vontade, senão não me interessa.

Durante anos, Jed evitou envolvimentos sérios com mulheres. A intimidade o fazia se sentir apagado. Oprimido pelo menino tímido que um dia foi, tinha medo de ser impotente e dependente.

— Coral foi a primeira mulher que amei sem me sentir em dívida. Com ela eu não vivia em guarda, tomando cuidado para não ser sugado pela relação.

Jed teve uma adolescência solitária, tinha poucos amigos e passou grande parte da adolescência em se quarto, lendo ficção científica e ouvindo heavy metal. Coral cresceu no mesmo bairro e mal se lembra dele no colégio. Era uma garota popular, bonita, extrovertida.

— Eu não era uma das mais populares, mas tinha uma posição bem respeitável.

Até hoje, Coral tem muitos amigos. É o centro de seu círculo social e tem muitos interesses fora de sua carreira em ascensão como documentarista.

Onze anos após terminarem a escola, eles se encontraram num casamento. Jed aprendera a disfarçar a timidez com ironia, e Coral foi atraída por sua perspicácia e seu senso de humor excêntrico — sem contar que ele se tornou um homem muito bonito. Ela deu um jeito de pegar o telefone dele, pois sabia que teria que tomar a iniciativa. Os dois começaram a namorar e estão juntos há seis anos.

Jed e Coral combinam às mil maravilhas em quase todos os aspectos, mas, sexualmente, têm sensibilidades muito diferentes.

— Não entendo de onde vem a motivação dele — diz ela. — Nunca encontrei isso antes, e olha que já tive muitos homens e adoro uma sacanagem. Simplesmente não entendo isso, talvez porque fui criada num mundo muito feminista, de politicamente correto e respeito pelas mulheres. De certa forma, me sinto desrespeitada. Sinto como se fosse uma coisa baixa, vulgar, como se eu fosse...

— Uma piranha?

— Não, não vejo problema em ser piranha. Fui durante muito tempo. É só que me sinto menos desejável. Não me sinto eu. Não tem nada a ver comigo, então não me anima, não me sinto interessada. Faz sentido?

— Faz — responde Jed —, mas eu não vejo como se eu estivesse esquecendo você, esquecendo sua identidade. Na minha cabeça, é algo positivo, pois estou disposto a sair totalmente da minha armadura e dizer: "Confio tanto em você que mostro esse meu lado".

Para podermos avançar, Jed e Coral precisam estar mais atentos para as origens um do outro. Fazemos um exercício em que cada um traça uma linha no meio de um papel e escreve do lado esquerdo tudo que lhe vem à cabeça com a palavra "amor". Sugiro: "Quando penso em amor, penso em...", "Quando sou amado, me sinto...", "No amor, procuro...". Tão logo terminam, eles fazem o mesmo no lado direito da folha, mudando o foco: "Quando penso em sexo, penso...", "Quando sinto desejo, me sinto...", "Quando sou desejado, me sinto...", "No sexo, procuro...".

Esse exercício, embora simples, é extraordinariamente esclarecedor. Primeiro, porque expõe com clareza como amor e desejo são representados na mente de cada um — se estão separados ou se estão interligados. Segundo, porque me permite ver a congruência desses arranjos entre parceiros. Como eu desconfiava, Jed e Coral vivenciam o sexo de formas opostas e procuram coisas diferentes. Coral busca uma ligação íntima e é estimulada pelo amor, associando-o a aconchego e segurança. Ser amada a faz se sentir segura, e ser desejada tem o mesmo efeito. Para ela, sexo é exuberância, alegria, bem-estar.

— Eu me envolvi com todas as pessoas com quem já transei. Até quando era casual, só uma noite, eu saía sorrindo, achando que estava apaixonada. Tive que aprender que sexo e amor nem sempre são a mesma coisa, que eu não precisava querer me casar com todos os homens com quem transava.

Para Jed, a ligação íntima surge após o ato, e amor e sexo nem de longe se misturam de forma tão homogênea. O amor dá sensação de segurança, mas também de confinamento. É mesclado de conflito.

— Sinto que tenho que conter o que faço e o que digo para não magoá-la. Me sinto vulnerável, exposto e desorientado. É doloroso. Acho que talvez eu não mereça amor porque não me sinto digno dele. Às vezes ainda é difícil enxergar o que a faz me amar. Sou ansioso.

Mas quando o assunto é sexo, é totalmente diferente.

— O sexo sempre me fascinou. É quando posso ser eu mesmo e expressar todos os tipos de sentimento que em geral guardo. Sexo e poder estão profundamente entrelaçados; não separo um do outro.

A agressividade é inerente à sexualidade dele, lhe dá coragem. Jed não precisa se subordinar à necessidade ou aos sentimentos da mulher nem se perder neles.

— Preciso do poder porque durante muito tempo me senti impotente. Preciso compartimentalizar.

— Quando é muito intensa, a ligação afetiva atrapalha o sexo, porque você começa a se confinar. O mesmo confinamento que você descreveu na coluna do "amor" — sugiro.

— Se gosto muito dela, não posso correr o risco de expor minha agressividade. Eu me importo com o que ela pensa de mim, sabe? A pessoa não pode ser muito íntima, senão me sinto ameaçado. Preciso de distância para me excitar.

Jed está tentando mapear a estrutura de sua sexualidade para Coral. A agressividade é o motivador inicial, mas a verdadeira carga sexual é a autonomia que a agressividade lhe permite.

— Tem a ver com o fato de que os modos já não importam. O que os outros acham já não tem importância. Dignidade já não tem importância. Só existe necessidade, desejo animal. É liberdade, pela qual lutei a vida inteira.

Encaremos os fatos: sexualmente falando, Jed e Coral não são feitos um para o outro. E é possível que essa parte da relação deles nunca se torne *Nove semanas e meia de amor*. Mas, todas as vezes que cada um deles pensou em se separar, percebeu que pode encontrar alguém com quem combine melhor na cama, mas não alguém com quem terá uma parceria vitalícia melhor.

Eis a direção que tomei. Dada a capacidade que Jed tem de se sentir superior em especial quando domina sexualmente, endossei o pedido de Coral para experimentar um pouco da assertividade de Jed em outras áreas.

— Em parte, o que torna isso tão esquisito para mim é que Jed é incrivelmente passivo em todos os outros aspectos de nossa vida. O contraste é gritante. Quem me dera ele ser mais arrojado em tudo.

Estimulo Jed a fazer algumas exigências fora do campo sexual. Ele é um principiante nesse tipo de assertividade. Escolher um restaurante ou um filme é difícil para ele; dizer a ela que quer passar o Dia de Ação de Graças em Nova York (sem visitar a família dela inteira, como fazem todos os anos) é quase impossível. Nunca sugiro a Jed que ele precisa reconfigurar sua sexualidade, mas insisto que aprenda a usar seu poder sexual em outras áreas da vida também. É importante, para Jed, saber que seus desejos serão respeitados fora dos rituais de SM.

Da mesma forma, ele não se importaria se Coral levasse para o quarto um pouco de seu autoritarismo da sala de edição. Jed argumenta que ela poderia trazer um pouco de assertividade para a vida sexual deles.

— Quando você acaba de escovar os dentes e vestir o pijama, e aí me pergunta, sem a menor sutileza, se vamos transar, eu não sinto absolutamente nada. Preciso de mais estímulo. Diga que me deseja, desabotoe minha calça, entre nua no quarto. Alguma coisa, qualquer coisa além de "Vamos transar hoje?". Eu faço minha parte por você. Acendo velas, crio o clima que você quer, faço amor devagarinho. Faço baunilha. Eu tento; você não.

Quanto a Coral, pode ser que ela jamais goste das excentricidades sexuais de Jed, mas a encorajo a estar aberta para compreendê-las. Chamando atenção, julgando e não conseguindo entender o gosto do parceiro, ela está condenada a se sentir rejeitada. Infelizmente, ela não consegue ver que Jed está de fato assumindo um grande risco contando com ela para entrar no pântano primal de seu eu erótico.

O REEQUILÍBRIO DA CULTURA "DOMINANTE"

Quase todos os fãs de formas não convencionais de sexo, pelo menos os que já conheci, são atraídos pelo erotismo do poder, não pela violência ou pela dor — como pode parecer para os leigos. Na verdade, a intenção dos contratos negociados cuidadosamente, que especificam o que pode e o que não pode ser feito, por quem, para quem e durante quanto tempo, é garantir prazer e segurança. A pessoa só se submete até o ponto que quer e só domina até onde lhe permitem.

No universo paralelo do sexo, a disputa pelo poder se torna uma brincadeira, uma experiência, um modo de vivenciar temporariamente relações que não estamos dispostos a ter na vida real. Se no dia a dia evitamos dependência, em nossa vida erótica ela pode ser bem-vinda. Se é nossa agressividade que nos incomoda, as encenações sexuais permitem uma experiência de poder isenta de risco. Se nossa aversão da vida real for à submissão (como é para Elizabeth) ou à autonomia (como é para Jed), o teatro sexual pode oferecer uma catarse.

Durante anos, o SM e o DS (dominação e submissão) eram comportamentos marginais, andavam na periferia da sexualidade aceitável. Eram, majoritariamente, uma prática de homens gays, que tendiam a ter mais sucesso que os heterossexuais em isolar a agressividade sexual para fins de prazer (como observa o sociólogo Anthony Giddens).[5] Nos últimos anos, essas práticas se tornaram correntes. Um número crescente de indivíduos no início do século

XXI — gays e héteros de ambos os sexos, esquerdistas e direitistas, urbanos e não urbanos — se excita sexualmente dando e recebendo ordens. São tantos que não há como encaixá-los num perfil psicológico de minoria.

A crítica social Camille Paglia[6] vê esse aumento de adeptos da dominação e da submissão como uma fantasia coletiva que critica as arestas de nossa cultura igualitária. Creio que tais rituais são uma forma subversiva de colocar alguém por cima numa sociedade que glorifica o controle, rebaixa a dependência e exige igualdade. Em culturas nas quais esses valores são muito prezados — como na americana —, encontramos cada vez mais gente que busca abrir mão do controle, adora ser dependente e reconhece as injustiças sobre as quais ninguém quer falar. Sob esse prisma, as boates de sexo são paraísos de aceitação. Essa troca explícita de poder, que uma parte transfere de modo voluntário e consensual à outra, é completamente diferente da rígida distribuição de poder na sociedade. Na "vida real", o poder é muito mais difícil de negociar, e chega a ser quase impossível conquistá-lo ou mesmo renunciar a ele. Ninguém quer abrir mão da sua fatia do bolo.

Tenho plena consciência das desigualdades de poder na sociedade, e nem um dia se passa sem que eu presencie as consequências cruas da violência íntima, mas também sei que não há como eliminar a agressividade das interações humanas, como emoção humana que é, especialmente entre duas pessoas que se amam. A agressividade é o lado obscuro do amor. É também um componente que jamais poderá ser extirpado da sexualidade.

Em meu trabalho com casais, procuro revelar dinâmicas do poder. Tento evidenciá-las, examinar as tensões e reparar as injustiças. Olho também para os desequilíbrios harmoniosos de cada casal. Nem todas as desigualdades são nocivas. Às vezes, elas sustentam a harmonia do casal. Não procuro simplesmente neutralizar o poder, também procuro usá-lo a favor dos relacionamentos. Juntos, procuramos maneiras de expressá-lo de forma segura, criativa, corajosa e erótica.

5. Mãos à obra!: A ética protestante do trabalho assume a degradação do desejo

Energia e persistência conquistam tudo.[1]
Benjamin Franklin

No amor, como em muitos outros assuntos, é comum sermos focados em metas e realizações. Preferimos significados explícitos, sinceridade e franqueza a ambiguidades e alusões. Contamos com a concretude das palavras para transmitir nossos sentimentos e necessidades, em vez de caminhos mais sutis para a intimidade. "Vá direto ao assunto." "Desembucha." "Deixe de rodeios." Os Estados Unidos inventaram o chamado treino assertivo. Essa predileção pela clareza e a franqueza sem verniz é encorajada por muitos terapeutas: "Se quiser fazer amor com seu parceiro, por que não propõe isso? Diga claramente o que quer".

Achamos que tudo é possível se tivermos um objetivo bem definido, um bom plano, organização e esforço. Essa é a premissa do otimismo americano. Com empenho e determinação, não há obstáculo que não possa ser superado. O sucesso é a recompensa pelo trabalho duro. Em contrapartida, se você não consegue algo, deve ser preguiçoso, desmotivado, autoindulgente; não está disposto a tentar de verdade, não tem garra. É o único culpado pelo seu fracasso. E é claro que essa visão empresarial se estende a todo dilema existencial ou romântico. Aplique esse modelo comercial aos relacionamentos amorosos, e você terá livros como *Como encontrar um marido depois dos 35*, de Rachel Greenwald; *5 Minutes to Orgasm Every Time You Make Love* [5 minutos para atingir o orgasmo toda vez que você transar], de Claire D. Hutchins; e *Seven Weeks to Better Sex* [Sete semanas para transas melhores], de Domeena Renshaw. Os americanos valorizam a capacidade de definir o que desejamos e depois marcar o resultado: se você sabe o que quer na sua relação, corra atrás e pronto. Crie um método dividido num número exato de passos (no máximo dez) e assim você tem acesso ao jardim das delícias terrenas sem perder nem um minuto.

Como europeia, sempre admirei o otimismo dos americanos. É o oposto do fatalismo e da resignação de tantas outras culturas mais tradicionais e expressa um sentimento saudável de merecimento. Os americanos não gostam de dizer que "é assim mesmo, não se pode fazer nada".

O problema é que essa atitude tende a nos fazer presumir que a diminuição do desejo é um problema operacional que pode ser consertado. De artigos de revista a livros de autoajuda, somos estimulados a ver a falta de sexo em nossas relações como uma questão de escolha de prioridades e gerenciamento do tempo, ou uma consequência da falta de comunicação. Se o problema for testosterona baixa, podemos ir ao médico — uma excelente solução técnica. Quanto ao que não pode ser tratado tão facilmente à base de medicamentos, soluções não faltam: livros, vídeos e equipamentos sexuais estão aí para lhe dar assistência não apenas com o básico, mas também para levá-lo a níveis nunca imaginados de êxtase. Em seu livro *Contra o amor*, Laura Kipnis diz:

> Criaram-se novos setores da economia, promoveu-se o crescimento de uma quantidade de indústrias e mercados auxiliares, e empreenderam-se investimentos sociais maciços em novas tecnologias, desde o Viagra à pornografia para casais: a Lourdes do capitalismo tardio para casamentos à beira do abismo. Como médicos dedicados mantendo cadáveres respirando à custa de máquinas reluzentes e órgãos artificiais, os casais também, munidos de suas tecnologias de última geração, já podem repelir a morte da paixão.[2]

É com esse pragmatismo que o grande país do destino manifesto trata de resolver seus problemas. Decompõe-se o problema em partes,[3] estuda-se cada uma delas e chega-se a um passo a passo, uma solução que promete resultados calculáveis. Quando isso é aplicado a problemas sexuais, porém, temos um modelo que se concentra mais no funcionamento do que no sentimento. A terapeuta sexual Leonore Tiefer[4] nos alerta de que, nesse paradigma, o corpo é concebido como um conjunto de partes isoladas, que basta funcionarem bem para estarmos satisfeitos.

Essa ênfase na mecânica em detrimento do desejo e do prazer acompanha a ênfase nos genitais e reforça a orientação masculina dominante. O pênis é o novo paciente, tendo substituído seu proprietário humano, e a capacidade de conseguir e manter uma ereção forte ofusca qualquer outro tipo de habilidade sexual. Com o Viagra, o sexo é muito facilmente reduzido a ereções. (E está sendo elaborado o Viagra feminino — boa notícia para todos os maridos prestativos que agora trocam o trabalho doméstico pelo sexo, porém má notícia para as mulheres que veem a própria falta de desejo como tendo mais a ver com sentimento que com lubrificação.) A experiência subjetiva do prazer sexual é substituída por uma lista objetiva de critérios facilmente indexados, mas lamentavelmente truncados: ereção, ato sexual, orgasmo.

A sexualidade é cercada de quantificação, estatísticas às quais podemos comparar nossa relação para ver se estamos indo bem. A revista *Newsweek*[5] nos diz que os especialistas atualmente definem um casamento sem sexo como aquele em que o casal não transa mais de dez vezes por ano. Os que transam onze vezes num período de doze meses podem respirar aliviados. Abaixo disso, saiba que seu casamento está entre os 15% e 20% que, pela norma, não têm vida sexual. Passamos a nos preocupar excessivamente com a frequência da atividade sexual e o número de orgasmos. Quantas vezes transamos? Com qual intensidade? Qual é o nível de desempenho? Os aspectos mais difusos e não manipuláveis da expressão sexual — amor, intimidade, poder, entrega, sensualidade e excitação — raramente chegam à primeira página de um jornal ou à capa de uma revista. O erotismo, como uma qualidade não mensurável de entusiasmo e imaginação, é reduzido ao que o autor francês Jean-Claude Guillebaud[6] chama de *une arithmétique physiologique*, uma aritmética fisiológica.

Mas quando reduzimos o sexo a uma função, também invocamos a ideia de disfunção. Já não se fala da arte do sexo; antes, fala-se das regras do sexo. A ciência substituiu a religião e é hoje a autoridade maior na sociedade; e a ciência é um árbitro que impressiona mais. A medicina sabe como assustar até mesmo aqueles que zombam da religião.[7] Comparado com um diagnóstico, o que é um mero pecado? Costumávamos moralizar; hoje, normalizamos. E a ansiedade quanto ao desempenho é a versão secular de nossa velha culpa cristã.

Segundo diz minha experiência, um tratamento que valoriza o desempenho e a confiabilidade só faz agravar os problemas que pretende resolver. A "indústria do aperfeiçoamento do desempenho sexual"[8] gera novas inibições e ansiedades. Em geral, a beleza que flui de um encontro sexual se desenvolve numa atmosfera segura, não competitiva e não orientada para resultados. A sensualidade simplesmente não se presta à rigidez do registro dos resultados.

Isso não quer dizer que os conselhos práticos e as recomendações de especialistas nunca sejam úteis ou necessárias. Se você não se comunica bem, é óbvio que deve tentar melhorar; se não tem tempo para o sexo, você está atarefado demais. Se não tem conhecimento, informe-se. Se seu estado físico é problemático — devido a idade, mudanças hormonais, diabetes, câncer de próstata, histerectomia —, procure um médico. Há muitos livros que oferecem ajuda saudável nessa área. Mas, embora aborde aspectos importantes de nossos contratempos sexuais, o modelo solucionador de problemas não aceita as questões quixotescas e fundamentalmente existenciais do erotismo humano, que estão muito além de qualquer solução técnica.

QUANDO TRABALHO NÃO FUNCIONA

Somos de fato uma nação que se orgulha da eficiência, mas aí está a complicação: o erotismo é ineficiente. Adora perder tempo e desperdiçar recursos. Como Adam Phillips observa, com uma pitada de humor: "Na vida sexual, não adianta 'trabalhar'... os esforços são sempre um esforço excessivo. O erotismo é um ato de imaginação, e não se pode medi-lo. Glorificamos a eficiência e não conseguimos reconhecer que o espaço erótico é um interlúdio radioso em que nos deleitamos, indiferentes a exigências de produtividade; o prazer é o único objetivo".[9] Octavio Paz diz: "O momento da fusão é uma fissura no tempo, um bálsamo contra os ferimentos infligidos pelos minutos e as horas do tempo. Um momento totalmente eterno como é efêmero".[10] É um salto para um mundo além.

Dar esse salto é perder o controle, algo que nos ensinam desde cedo a evitar. Somos socializados para domar nosso lado primal: nossos impulsos turbulentos, nossos desejos sexuais, nossa voracidade. A ordem social se baseia nessa contenção; sem ela, cria-se o caos. Como a perda de controle é vista quase exclusivamente como algo negativo, nem consideramos a ideia de que se entregar pode ser afetiva ou espiritualmente iluminadora. E, no entanto, a suspensão temporária do eu discernível muitas vezes é libertadora e abrangente. Já vi muitas pessoas se sentirem perdidas quando não conseguem simplesmente pegar o problema do erotismo e solucioná-lo, perplexas e assustadas com sua impotência. Eu as ajudo a aprender a renunciar ao controle intencionalmente, para que possam crescer como pessoas e se descobrir.

Ryan e Christine já fazem terapia há um ano, recebo-os juntos e individualmente. Estão fazendo a transição da vida de casal sexualmente intenso para a de pais de três filhos pequenos. Após o nascimento das gêmeas, a inspiração erótica começou a murchar. Há casais que se resignam, acomodando-se no companheirismo afetuoso, mas Ryan e Christine não querem abrir mão da intensidade que tinham. A lembrança lhes é cara. Eles têm uma distinção clara entre fazer sexo e fazer amor, e há tempos não fazem amor. Já viram filmes, já tomaram banho de banheira juntos e respeitam o compromisso de seu encontro semanal. Já tentaram muitas coisas, algumas com resultados satisfatórios, outras sendo um total desperdício de tempo. Meramente fazer sexo não é o problema. Claro que eles gostariam de fazer com mais frequência, mas o que realmente os preocupa é a intensidade. Estão incomodados com a crescente insipidez. Pró-ativos, eles estão em busca de novas ferramentas para a atividade.

Se eu fosse acompanhar esse jeito deles de resolver o problema da diminuição do desejo, poderia sugerir várias coisas, mas questiono o racionalismo prático em questões do coração. Acho que o desafio de um erotismo sustentado numa relação formal ao longo do tempo tem outra natureza. Nem sempre sabemos de antemão quais são nossos objetivos.[11] Nossos desejos não são isentos de conflito, tampouco nossas paixões são isentas de contradições. A vontade e a razão não podem ditar nossos sonhos de amor. A razão não conhece as raízes de nossos sonhos nem as misteriosas necessidades do coração. Nem sempre podemos usar as leis de lucro e perda em nossa vida sentimental e erótica. Aplicar a ética de trabalho é complicado. Não há lógica capaz de neutralizar a ambivalência do amor.

— Não tenho nada de novo a oferecer no departamento do "como fazer" — digo a eles. — Vocês fizeram encontros românticos, recorreram a incenso afrodisíaco, a lubrificantes... Estão numa dieta de sexo constante que é satisfatória mas que não satisfaz. Acertei?

— Acertou, mas o que você quer dizer? Que acabou? Não tem mais nada que possamos fazer? — pergunta Christine.

— De modo algum. A paixão é imprevisível, não segue as regras de causa e efeito. O que dá certo na segunda-feira pode não dar na terça. A solução geralmente é uma surpresa, não é uma questão de se empenhar e chegar ao resultado desejado, como vocês andam fazendo até agora. Então, não vamos falar de esforço. Vamos falar de liberdade. De diversão.

— Hã?

— Vamos tentar o seguinte. Pode parecer um caminho inusitado, mas, já que vocês estão num beco sem saída, não custa nada dar uma chance. O que engessa o desejo é o confinamento, então eu proponho que vocês pensem no contrário disso: liberdade. Num sentido amplo. Quando vocês se sentem mais livres em sua relação? Em que aspectos o casamento os torna mais livres, e em que aspectos os deixa menos livres? Até que ponto vocês conseguem dar liberdade um ao outro? Até que ponto conseguem se entregar?

Começo a conversa no consultório na esperança de que a continuem entre eles.

Gosto de sacudir as pessoas, fazê-las sair da complacência, ou, pelo menos, provocar uma maneira de pensar diferente. Tento criar algum desconforto com o status quo. Embora Ryan e Christine estejam infelizes com a situação, não sei se estão infelizes a ponto de enfrentar uma mudança. Em terapia, lanço um monte de ideias sem nunca saber onde elas vão cair nem se deitarão raízes. Deixo a ideia de liberdade assentar um pouco, para ver se germinará.

Alguns meses depois, Ryan começa uma sessão anunciando:

— Muito bem, quer ouvir uma história verídica da meia-idade? Aí vai. A melhor amiga de faculdade da Christine foi passar uns dias com a gente recentemente. Você sabe que eu trabalho em casa, então almoçamos juntos algumas vezes, com a babá e as crianças. Tudo muito inocente.

Barbara trabalha com causas humanitárias, tem quarenta e poucos anos e dirige programas em locais em crise pelo mundo afora. Sem filhos, monógama serial, independente, está comprometida com a causa, mas vai ficando meio cansada de seu estilo de vida. Ele prossegue:

— E ela é bonita, mencionei isso? Tem a vida que eu não tive. Ao lado dela, me sinto um cara típico da meia-idade e da classe média. Não tem nada de errado nisso, você diria, mas a adrenalina dela é contagiosa. Ela realmente mexe comigo e me excita. É incrível como fiquei vidrado nela. Você sabe que ando falando dessa sensação de apatia, desse meu abatimento, que engordei e tal... Parece que, quando me acomodei, parei de funcionar. Pois a energia dela me despertou. Tenho vontade de beijá-la. Tenho medo de fazer isso, mas também tenho medo de não fazer. Me sinto um idiota, culpado, mas não consigo parar de pensar nela. Sabe, o que prometi no altar era pra valer. Sou apaixonado pela minha mulher, isso não tem nada a ver com ela. Tem a ver com algo que perdi e que talvez eu nunca recupere.

Quando se casou com Christine, Ryan fechou as portas para outras mulheres. Largou a carreira de ator que não o sustentava, assumiu em tempo integral seu trabalho como assistente jurídico e começou a estudar direito. Agora, trabalha como consultor para organizações de proteção ambiental. Quando o ouço falar, perplexo, sobre essa súbita paixão, vejo um despertar de seus sentidos adormecidos. Não desencorajo os desejos "imaturos" de Ryan nem o censuro. Tampouco tento fazê-lo ser racional ou explorar a dinâmica emocional por baixo dessa paixão presumivelmente "adolescente". Eu valorizo a experiência dele. Ele está olhando para algo belo; fantasiar com Barbara é uma forma de viver a vida da qual ele abriu mão. Admiro-me junto com ele do fascínio desse encanto, mas uso o termo devido: uma fantasia. Pergunto como ele pode saborear essa experiência sem deixar a euforia momentânea colocar em risco seu casamento.

— Tão belo e tão trágico — digo. — É maravilhoso saber que você ainda é capaz de se animar assim. E você sabe que nunca pode comparar esse arrebatamento com a vida doméstica, porque o lar é outra coisa. O lar é seguro. Aí, você está vacilante; está num terreno instável. Você gosta dessa sensação, mas também tem medo de que ela o leve longe demais. Provavelmente não deixa sua mulher evocar tais tremores em você. Tem uma antropóloga evolucionista chamada Helen Fisher[12] que explica que a lascívia é metabolicamente cara. É difícil de manter após o clímax evolutivo: os filhos. Vocês ficam tão focados nas exigências incessantes do dia a dia que provocam um curto-circuito em qualquer carga elétrica entre vocês.

Na sessão seguinte, Ryan sabe exatamente por onde quer começar. No início da semana, Christine e Barbara haviam planejado sair para jantar.

Sentindo-se culpada, como sempre se sente, por sair sem ele, Christine o convidou a ir também. Mas passou a noite inteira fingindo que ele não existia. E pela primeira vez ele não se incomodou por ficar em segundo plano vendo as duas relembrarem os velhos tempos. Depois da faculdade, ambas passaram um ano no Togo com o Peace Corps. Christine voltou; Barbara não. Como sempre quando conversam, cada uma disse que invejava e admirava a vida da outra.

— Tínhamos acabado de beber um maravilhoso shiraz australiano e estávamos bem alegres — conta Ryan —, quando Christine me deixou chocado ao dizer a Barbara: "Olho para você e me pergunto se vale a pena. Para ser sincera, acho que não sou feita para isso: filhos, casa, trabalho. Às vezes me pergunto se fiz tudo isso só para provar que podia". E depois: "Acho tudo muito opressivo". Ela estava se perguntando se sua vida valia a pena... Ela acha sua vida opressiva? Eu fiquei pasmo.

Ryan repetia as palavras da esposa aturdido, como se não conseguisse acreditar que as ouvira. Eu o instiguei, e ele contou outros comentários da esposa: que ela achava ter feito sempre o que esperavam dela, que era mais fácil do que decidir por conta própria. Ele prosseguiu, imitando muito bem a mulher, num tom sarcástico e ao mesmo tempo cheio de admiração:

— "Eu sei que estou reclamando de barriga cheia", ela disse. "Cadê minha gratidão? Sou abençoada com as crianças, com Ryan, com os vestígios de uma carreira decente, bons amigos. Quem não tem isso... família, casamento... idealiza. Pelo menos eu idealizava. Mas quando a gente tem, se sente aprisionada. Tenho meus momentos de alegria, mas na maior parte do tempo vivo atolada em trabalhos maçantes."

Ryan nada disse na hora, mas ficou perplexo.

— Como eu ia saber que ela se sentia assim? Ela sempre me pareceu bem feliz. Eu achava que ela tinha o que queria. Que eu era o único insatisfeito.

Agora, ele está dividido. Por um lado, está irritado por ela não ser quem ele esperava; por outro, está nervoso com o que tudo isso diz sobre ele.

— Na minha cabeça, ela é uma rocha, eu é que sou o sensível. Tive que me esforçar muito para ser quem eu achava que ela queria que eu fosse, criando essa vida com ela. Eu me senti diminuído. Se ela se sente aprisionada, atolada em trabalhos maçantes, como é que eu fico?

— Você precisa que ela reconheça seu esforço? — pergunto.

— Acho que sim. As dúvidas dela desvalorizaram meus esforços. Mas aí aconteceu uma coisa estranha. — Ele faz uma pausa. — Comecei a gostar.

— Explique.

— É como se eu tivesse mudado radicalmente. Não consegui interrompê-la, que é o que provavelmente eu teria feito se estivéssemos sozinhos; quer dizer, não que algum dia ela fosse me dizer uma coisa dessas. Além do mais, eu estava intrigado. Ela sentia o mesmo que eu; estava dizendo as mesmas coisas que eu não ousava dizer. Ela quer mais. Também precisa de algo novo. Sente falta da liberdade. Ela foi ficando mais interessante para mim, mais desconhecida. O vinho realmente soltou a língua dela.

— O que mais ela disse?

Também estou curiosa. O ator dentro dele não resiste a interpretá-la.

— "Tenho a sensação de que estamos entalados um com o outro" — respondeu ele, mais uma vez imitando a voz da esposa. — "Às vezes fico fantasiando que tenho a vida de outras pessoas, outros homens. Ninguém especificamente, só imagino uma página em branco, sem nenhum fardo, sem história, sem problemas. Alguém com quem eu poderia ser diferente. Eu me ressinto muito de estar entalada naquela casa, naquela família, no meu corpo. Tenho vontade de dizer: me deixe em paz."

Ryan então me conta o desfecho inesperado da noite:

— Fiquei chocado, depois na defensiva, em seguida zangado. Mas o estranho é que quanto mais ela falava, mais eu a queria. Ela estava inflamada. A princípio, pensei: ah, para com esse discurso; mas depois eu estava cativado, me identificando, e fazia muito tempo que eu não me sentia tão próximo dela e tão excitado. Meu fascínio por Barbara desapareceu. E eu sabia que se tivesse casado com Barbara, desejaria Christine.

— E isso aconteceu naturalmente — digo. — Nenhum dever de casa que eu lhe passasse teria alcançado esse resultado.

Explico que seu desejo renovado decorre do fato de Christine ter reafirmado sua individualidade e seus sonhos. Quando manifestou seus desejos ocultos, ela autorizou Ryan a libertar os dele.

Isso tudo às vezes é completamente impraticável. Fosse outro casal, o mesmo cenário poderia ter desencadeado um medo de abandono que talvez causasse a luta do século. Ninguém pode planejar isso; essa é a questão. O desejo é um enigma; é insubordinado e se irrita com imposições. Naquela noite, Ryan estava receptivo a Christine. Na honestidade dela, ele a redescobriu. Mais importante ainda: ele a escolheu de novo, e é o ato de escolher, a liberdade implícita na escolha, que mantém viva a relação.

O flambado que Ryan e Christine saborearam naquela noite nada tinha de eficiente ou de aconselhável. Não era uma tarefa que pudessem incorporar em sua rotina semanal. Christine sacudiu a gaiola, e Ryan foi desalojado. Ela reivindicou sua individualidade, e o resultado foi mais intimidade. O desejo surgiu de um paradoxo: o reconhecimento das limitações da vida conjugal formou um vínculo entre eles; o reconhecimento da alteridade inspirou intimidade.

Não há como "institucionalizar" ou criar uma política conjugal para esse casal que de alguma forma garanta que eles continuarão tendo, ou tornarão a ter algum dia, essa experiência. Como terapeuta, reconheço que montar um programa de reforço para ajudá-los a manter esse encanto recém-descoberto está além da minha competência, mas, embora eu não possa transformar isso numa tarefa ou num exercício, só o fato de ter ajudado pode fazê-los enxergar outro tipo de realidade. Espero que mude a forma como cada um deles vê a si mesmo e ao outro.

"UM PARADOXO A ADMINISTRAR, NÃO UM PROBLEMA A RESOLVER"

Conservar o desejo com o passar do tempo é tão difícil porque exige duas forças opostas: liberdade e compromisso. Então, além de ser um problema psicológico ou prático, é também sistêmico. Sendo assim, é mais difícil de "trabalhar". Pertence à categoria dos dilemas existenciais que são tão insolúveis como inevitáveis.[13] Ironicamente, até o mundo dos negócios, que só gira em torno de pragmatismo e eficiência, reconhece que alguns problemas não têm soluções claras.

Encontramos as mesmas polaridades em cada sistema: estabilidade e mudança, paixão e razão, interesse pessoal e bem-estar coletivo, ação e reflexão (para citar alguns). Essas tensões existem em indivíduos, em casais e em grandes organizações. Elas expressam dinâmicas que fazem parte da própria natureza. Barry Johnson, um especialista em liderança e autor de *Polarity Management*:

Identifying and Managing Unsolvable Problems [A administração da polaridade: identificando e gerenciando problemas insolúveis],[14] descreve polaridades como um conjunto de opostos interdependentes que pertencem ao mesmo todo — não se pode escolher um em detrimento do outro, o sistema precisa de ambos para sobreviver.

Ben, por exemplo, troca de namorada a cada seis meses e toda vez se convence de que encontrou "a pessoa certa", mas é só a intensidade erótica diminuir, ainda que só um pouco, que ele entra em pânico e abandona o barco, pensando: "Daqui para a frente é ladeira abaixo. Acho que, afinal de contas, não era amor". Ele diz muito que deseja uma relação estável — que quer compromisso, está pronto para se unir a alguém —, mas sua tolerância ao tédio sexual é zero. Na experiência de Ben, compromisso e entusiasmo são incompatíveis.

Contudo, em sua fantasia existe uma mulher onipotente capaz de unir o útil ao agradável. A força dos encantos dela vão garantir que o sexo continue sendo vibrante — o sinal mais claro de amor duradouro. Ela será uma mulher tão extraordinária, tão incrível, que vai induzi-lo a querer sossegar (como se tudo isso não tivesse nada a ver com ele). Invariavelmente, sua indisponibilidade é sua característica mais atraente. Ele diz a mesma coisa há anos:

— Só não encontrei a pessoa certa ainda. Já conheci mulheres aos montes. Só não conheci a certa, aquela com quem eu poderia ficar. Pergunto aos meus amigos quem eles arranjariam para mim, e eles também não conseguem pensar em ninguém. Entende?

Ben vive buscando a mulher ideal. Claro, já procura há muito tempo, pois até a criatura mais idealizada acaba sendo meramente humana e, portanto, imperfeita.

No início de cada encontro, ele fica enlevado, livre de seu turbilhão interno, mas, quando isso passa, seus fantasmas reaparecem, posto que nem a princesa mais bela há de livrá-lo dele mesmo, ou dos desafios do amor. Por mais extraordinária que seja, ela não pode protegê-lo do tédio que vem com o tempo e suas desilusões. E, após cada relação fracassada, ele cai no que Octavio Paz chama de "pântano de concupiscência"[15], isto é, excessos sexuais. Esses múltiplos encontros lhe oferecem prazeres olímpicos à noite, mas só diálogos superficiais na manhã seguinte. Então logo volta a sensação de vazio, e ele se vê de novo ansiando pela fantasia de união com uma parceira estável. Ávido depois de meses de sexo sem compromisso, ele encara com pânico a nova conquista. Toda vez que se apaixona, Ben vai de zero a cem num mergulho. Não consegue regular o passo. Não se sacia. Incorpora a parceira, e não apenas sexualmente. É o movimento oposto do pêndulo — totalmente simétrico e com a mesma intensidade.

Pessoas como Ben são facilmente depreciadas por suas reações extremas, mas são também um irresistível tema de conversa. Ben é aquele de cuja vida as pessoas gostam de falar com um misto de pena (principalmente as mulheres) e inveja (principalmente os homens). Ele é a personificação do conflito que tantos vivem em silêncio ou de forma mais reprimida.

Conhecendo a natureza romântica de Ben, reluto em receitar intervenções sexuais concretas para recarregar sua libido. Ben é imune a conselhos; as soluções pragmáticas não funcionam para ele, porque seu dilema é algo que precisa ser reconhecido, mais do que corrigido. Com isso em mente, tomo emprestado um exercício de Barry Johnson. Digo a Ben:

— Quero que inspire e prenda o ar o máximo de tempo que conseguir.

O oxigênio puro se transforma em dióxido de carbono e o obriga a expirar. A princípio, o alívio é maravilhoso, mas logo depois ele necessita de oxigênio de novo. Explico:

— Você não tem escolha; tem que inspirar e expirar, fazer as duas coisas. É a mesma coisa com a intimidade e a paixão.

Explico que a tensão entre segurança e aventura é um paradoxo a administrar, não um problema a resolver. É um quebra-cabeça.

— Dá para ter consciência de cada polaridade? Você precisa de cada uma em momentos diferentes, mas não pode ter ambas ao mesmo tempo. Consegue aceitar isso? Não é uma situação de ou isso ou aquilo, é uma questão de receber os benefícios de cada uma e também reconhecer os limites de cada uma. Um fluxo e refluxo.

O amor e o desejo são duas forças rítmicas mas conflitantes que estão sempre fluindo e sempre procurando o ponto de equilíbrio.

Ben namora Adair há oito meses — um recorde para ele —, e algo diferente está acontecendo.

— Acho que estou apaixonado por essa mulher — diz ele. — Tudo bem, sempre acho que estou apaixonado, mas desta vez é diferente. Está certo, todo mundo é diferente, mas essa moça é diferente mesmo. Ela me segura. Posso dar um ataque por causa de alguma coisa (você sabe como fico) e ela não reage. Não que não ligue ou não se sensibilize, mas não entra em pânico junto comigo. Ela é calma, e, você sabe, sou tudo menos calmo. Acho que pode dar certo. Gosto de estar com ela. E o sexo continua muito bom...

— Estou esperando o mas... — digo.

— Mas sinto que está mudando. Estou ficando nervoso, insatisfeito. Não quero estragar isso. Tenho 43 anos, caramba. Quero ter um filho, mas tenho medo de não conseguir segurar a barra.

Não conheço Adair, mas algo nela me deixa otimista. Sem saber, Ben põe em evidência seu (ouso dizer?) medo de intimidade. Antes, suas namoradas ficavam muito felizes de se fundir com ele; mas Adair consegue ser ela mesma — parece ter muita personalidade. Mesmo depois de oito meses, é discretíssima em relação à sua vida íntima. Dá a impressão de ser tranquila e imparcial, com uma inteligência equilibrada e sutil. É enfermeira de uma unidade de oncologia pediátrica e convive com a presença da morte iminente. Ben a diverte, traz leveza para seu mundo. Sua sede de viver a anima. Seu ardor erótico é o oposto da morbidez. Ela gosta do contraste.

Ben certamente traz toda uma história emocional para seu problema e tem que lidar com muita coisa, mas a dificuldade de conciliar segurança e excitação não se deve apenas a seus problemas pessoais. É o desafio do ideal de amor moderno. Com isso em mente, examinamos o que sexualidade significa para Ben.

Quase todos lamentam a diminuição da paixão erótica com melancolia, resignação ou nervosismo, mas manter a vitalidade erótica não passa a ser o princípio organizador de nossas vidas. Para Ben, não é assim. O sexo é onde ele se acha mais vivo. O sexo tem um poder regenerador que lhe permite voltar ao mundo sentindo-se enriquecido e renovado. No sexo, ele sente a união e a atenção que não sente em outra área. É ao mesmo tempo vulnerável e dominador, exposto e confiante. Ben tem um cérebro ativo. Sujeito a impulsos libidinais de alta octanagem, ele anda sempre a mil. Fica assoberbado e se desorganiza, mas sua hiperatividade lhe foi útil para tocar sua empresa de entregas. Para Ben, o sexo é a experiência regulatória definitiva que acalma sua energia: a tensão extrema é seguida de um alívio total. Em nenhum outro momento ele se sente tão calmo como quando atinge o ápice hedonístico. É um instante de perfeita harmonia entre ele e o mundo. E, embora Adair goste de sexo, para Ben é algo imprescindível. O sexo é o alicerce de sua vida — se for privado dele, acha que está morrendo. Não admira que se apavore com a ideia do sexo indo ladeira abaixo.

Ben é um homem eminentemente moderno. É um homem de ação, e é por isso que sua resposta típica à insatisfação sexual é terminar a relação, começar a sair de novo, transar com outra pessoa e iniciar uma nova relação que, espera ele, seja vacinada contra a morte do erotismo. Ressalto para Ben que, ao contrário do que se pensa, agir nem sempre é o melhor caminho.

— O importante não é agir imediatamente, no meio do pânico, e excluir Adair da sua vida para se livrar da ansiedade — digo. — Menos sexo não necessariamente significa menos amor.

Ofereço a ele um refúgio seguro para abrandar sua ansiedade e o encorajo a pensar por meio das contradições do desejo, em vez de expressá-las pelo comportamento. Isso faz Ben deixar de lado a mentalidade antiga. Peço-lhe para reconhecer seu dilema e observá-lo com compaixão e lucidez. Trabalhar um conflito não é o mesmo que eliminá-lo. No reconhecimento e na administração da dualidade está a sobrevivência do desejo.

Para Ben, buscar sexo com outras mulheres é uma solução passageira, um alívio temporário, pois lhe permite se esquivar das perguntas mais difíceis. Do que ele precisaria para se sentir excitado e seguro com a mesma mulher? Por que, em sua mente, a alegria e a brincadeira estão isoladas do amor e do compromisso? Como preservar a sensação de liberdade numa relação íntima?

Reinterpreto a ansiedade de Ben sugerindo que ela pode servir como alerta contra a complacência.

— Antes, você reagia à ansiedade descarregando-a. Quero que pense nela primeiro como uma ferramenta. A ansiedade é sua aliada, um barômetro de sua necessidade de correr alguns riscos. Quando você começar a se sentir insatisfeito, é hora de alguma coisa nova, não alguém novo.

Dou-lhe a seguinte citação de Frank Jude Boccio, autor de *Mindfulness Yoga* [Ioga consciente], como matéria de reflexão quando estamos encerrando a sessão: "Reclamamos das dificuldades na superfície de nosso caminho árduo, maldizemos as pedras pontiagudas embaixo, até que, a certa altura de nosso amadurecimento, finalmente olhamos e vemos que elas são diamantes".[16]

Vivemos numa época em que o mais veloz é melhor e controle é poder, na qual o desempenho prevalece sobre o processo e o risco é matematicamente calculado. Em nossa vida cheia de compromissos, há uma tentação de simplificar nossas complexidades existenciais. Simplesmente não temos tempo nem paciência para uma reflexão aberta. Preferimos ser pró-ativos e assim reafirmar nosso sentimento de controle. No consultório, encontro casais que reclamam de serem entorpecidos pela rotina, mas, quando investimos continuamente no tipo de soluções pragmáticas para "fazer sexo" que prometem regularidade — uma média razoável —, corremos o risco de aumentar a insipidez que tanto repudiamos. O erotismo nos desafia a buscar uma solução diferente, a nos render ao desconhecido e ao insondável, a abrir uma brecha no confinamento do mundo racional.

6. Sexo é sujo; exceto com alguém que você ama: Quando o puritanismo e o hedonismo se chocam

Sexo sem pecado é como ovo sem sal.[1]
Luis Buñuel

Lamento dizer que nós, do FBI, somos impotentes para agir em casos de intimidade oral-genital, a menos que isso tenha de alguma forma obstruído o comércio interestadual.[2]
J. Edgar Hoover

Por que tantos casais se distanciam sexualmente? A lista de fatores é longa, e o mais invocado deles é o estresse. "Assim que me sento, vejo a roupa que ainda precisa ser dobrada, a correspondência por abrir, os brinquedos espalhados, e isso me tira todo o tesão." "É o emprego novo, são nossos pais idosos, nossos filhos pequenos: fico exausta. Já não tinha uma libido muito forte, mas agora não tenho tesão nenhum. Não leve para o lado pessoal." Porém, quando meus pacientes mencionam os estresses muito verdadeiros da vida moderna para explicar por que o desejo foi para o brejo, sou eu quem sugere que não deve ser só isso. Afinal de contas, o estresse já era uma constante na vida deles bem antes de se conhecerem e não os impediu de pularem para os braços um do outro.

No nível de justificação seguinte, eles desfiam os problemas mais profundos da relação: os bate-bocas e os gelos, a falta de confiança, as decepções crônicas, os ciclos de culpa. "Sexo? Você deve estar brincando. Depois de tudo o que acabou de me dizer?" "Quando foi a última vez que demonstrou que estava interessado?" "Não poderia se esforçar só um pouquinho para ficar mais atraente?" "Eu gostaria que você desligasse a maldita tevê; fico me sentindo um pedaço de carne morta."

Não obstante essa ladainha de desencanto, eu acredito que a morte de nossa libido tem um outro nível ligado à profunda ambivalência que envolve a sexualidade em nossa cultura. Embora reconheçamos a importância do sexo, vacilamos entre extremos de permissividade e repressão: "Não transe antes de casar". "Transe quando estiver a fim." "Não tem nada de mais." "É uma coisa especialíssima." "Amor é necessário." "O que amor tem a ver com isso?" Por essa abordagem, com sexo, é tudo ou nada. Prolifera a pornografia na internet, mas continuamos discutindo se a educação sexual deveria fazer parte do currículo escolar, e, caso deva, se o nome da matéria deveria ser "Educação Sexual" ou a menos direta "Educação Corporal".

Embora os Estados Unidos vivam uma época de liberdade sexual inédita, o policiamento da sexualidade não diminuiu desde a época dos puritanos. A intervenção do governo deixa uns aliviados e outros apavorados. Promovemos a abstinência com táticas baseadas no medo, ameaçamos de impeachment políticos adúlteros, combatemos o casamento homossexual e enfraquecemos as já frágeis leis do aborto. Embora a virgindade pareça uma relíquia do passado, todos os dias nossos representantes dão um cunho moralista à legislação sobre a sexualidade. Aborto, homossexualidade, adultério e "valores da família" estão em pauta na agenda política nacional há mais de trinta anos. Esse conservadorismo tem suas raízes na tradição puritana, que nutre profunda desconfiança do prazer e tem uma atitude moralista em relação a qualquer coisa que se afaste da sexualidade heterossexual, monogâmica, conjugal e de fins reprodutivos.

Enquanto isso, produtores de televisão convidam quem já tiver transado com mais de cem pessoas diferentes a telefonar para o programa. O sexo nunca foi tão exposto publicamente, um bombardeio incessante de imagens explícitas para onde quer que olhemos. O sexo, o padrão perene da propaganda, também virou uma commodity em si. Sintonize em qualquer programa de entrevistas matutino ou vespertino para ouvir sobre mães que dormem com o namorado da filha, homens voyeurs e donas de casa prostitutas assumindo seu estilo de vida para o marido que de nada desconfiava. O sexo está em toda parte, em todas as suas permutações, como descreve exaustivamente Lillian Rubin: "pornografia, impotência, sexo pré-conjugal, sexo extraconjugal, sexo grupal, troca de casais, SM e quantas das outras variantes de comportamento sexual seu produtor lembrar, seja esse comportamento comum ou bizarro".[3]

A política e a economia do sexo, assim como as atitudes diametralmente opostas que presenciamos todos os dias, penetram no quarto dos americanos e se insinuam nas dobras da nossa intimidade. Os casais que atendo vivem no cruzamento dessa ambivalência e precisam negociar em meio a esses sistemas de valores rivais. O legado do puritanismo, que coloca a família no centro da sociedade, espera que o casamento seja racional, equilibrado e produtivo. Trabalhar, poupar e planejar. Assumir compromissos com seriedade. Mas ao lado dessa noção muito americana de responsabilidade e moderação individuais está a noção igualmente muito americana de liberdade individual. Acreditamos em realização pessoal: na vida, na liberdade e na busca da felicidade. Saboreamos a liberdade de satisfazer espontaneamente nossos desejos e vivemos numa economia de consumo determinada pelas exigências de um mercado que assegura que esses desejos nunca parem de surgir. A cultura sexual nos diz o que é atraente e o que devemos querer (como se fôssemos incapazes de descobrir sozinhos). Toda uma indústria do hedonismo paira na periferia do casamento, lembrando-nos constantemente tudo o que sacrificamos em troca do sexo ameno da vida conjugal.

Será que nossas relações têm força para resistir ao canto da sereia do prazer ilimitado? Quando somos constantemente exortados a substituir o velho pelo novo, quando as imagens sexuais sempre retratam juventude e beleza (posto que ninguém envelhece a não ser você), quando o sexo on-line satisfaz seu desejo mais idiossincrático, será possível esperarmos passar cinquenta anos com a mesma pessoa e satisfeitos com isso? Ainda resta saber. Prometem-nos realização imediata, que está ali à mão para qualquer um exceto nós. E tudo isso reforça a profunda discrepância entre o que nos estimulam a querer e o que nos permitem ter. É o puritanismo e o hedonismo em choque.

"EU ESCOLHI ESPERAR" X "SEXO SÓ SE FOR SEGURO"

Não vamos nos enganar achando que essa saturação reflete esclarecimento no assunto. O marketing flagrante de imagens sexuais[4] parece mais excessivo que progressista. Suas raízes e objetivos são o lucro e a liberdade de mercado, não a liberdade de pensamento. Em resumo, querem mais nos fazer abrir a carteira do que abrir a mente. Talvez seja por isso que a moral de "cidade no alto da colina"* subjacente à nossa cultura não se contamine com todas as imagens explícitas que piscam nas telas: a ideia central de que o sexo é sujo continua não contestada.

Nosso profundo desconforto com o sexo é notado especialmente no tratamento que damos à sexualidade na adolescência. Uma parcela significativa da população americana considera que limitar o acesso ao controle da natalidade e à educação sexual afastará nossos jovens das tentações da carne. Campanhas como "Eu escolhi esperar" encorajam a abstinência como meio de evitar a gravidez precoce e as doenças sexualmente transmissíveis, e nossas políticas de saúde pública refletem a ideia de que exercer a sexualidade na adolescência é anormal, algo a ser evitado. Por mais liberal que a mídia possa parecer, a sexualidade ainda é considerada perigosíssima por muitos americanos — um fator de risco.

Os europeus, em contrapartida, veem a sexualidade adolescente como um estágio normal do desenvolvimento rumo a uma sexualidade saudável na vida adulta. Sexo não é problema; o problema é ser irresponsável no sexo. Daí o "contraslogan" europeu de "Sexo, só se for seguro". Vale a pena notar também que, na Europa,[5] os adolescentes iniciam a vida sexual em média dois anos mais tarde que seus equivalentes americanos, e é de estarrecer que o índice de partos de adolescentes seja oito vezes menor. Como é que a sociedade americana, com um preconceito tão evidente contra o sexo na adolescência, produz tal estatística constrangedora?

A sexualidade cheia de tabus e a sexualidade do excesso convergem de modo perturbador. Ambas nos levam a querer nos dissociar psiquicamente do ato

---

* Referência ao sermão proferido em 1630 por John Winthrop, um dos fundadores da Massachussetts Bay Colony, quando ainda se encontrava a bordo do *Arbella* a caminho do Novo Mundo. Nesse sermão ele introduz o conceito de destino manifesto. (N. T.)

físico do sexo. Uma sociedade que vê o sexo como sujo não elimina o sexo, apenas gera culpa e vergonha em sua versão mais extrema ou um desconforto generalizado, em sua expressão mais ubíqua. O sexo é divorciado dos diálogos afetivos e sociais. O que falta é uma sexualidade que seja integrada, em que o prazer se desenvolva num contexto de afinidade. Não estou falando apenas de amor profundo; estou falando também de interesse e apreço básicos por outra pessoa.

FICA COMIGO HOJE?

Ratu tem 22 anos e estuda em uma das mais conceituadas universidades americanas. É filha de uma médica e um programador, ambos imigrantes indianos, que, batalhando muito, conquistaram um padrão de vida da melhor qualidade. Ratu estudou durante doze anos nas supercompetitivas escolas públicas de Nova York e agora quer fazer medicina, como a mãe. Conheci a mãe de Ratu na festa de despedida de uma amiga. Quando lhe contei o tema de meu livro, ela insistiu para que eu entrevistasse sua filha.

— O que ouço da minha filha? É incrível. Muito triste, a maneira como essas crianças se tratam. A gente quer mesmo saber o que está acontecendo. Você devia conversar com ela. Eu não consigo entender.

Eu sabia que tinha que falar com Ratu, e foi o que fiz. Inteligente e articulada, ela parecia a porta-voz de uma daquelas gerações que se definem por uma letra — X ou Y, ou o que quer que tenham inventado agora. Ela me fez uma descrição esclarecedora das práticas sexuais no campus.

— Não temos muito tempo para namorar, então a solução é ficar com alguém no fim de semana. Vamos a uma festa ou a um bar, todo mundo toma um porre e todo mundo se pega. E na segunda-feira já não rola mais nada, depois que todos contam no almoço o que fizeram no sábado. "Ficar" é um termo amplo que cobre tudo, desde beijos até sexo oral e mesmo sexo completo, com tudo a que se tem direito.

"Na faculdade, o ideal é ter 'amigos com benefícios'. Você tem um grande amigo homem com quem se diverte muito e com quem rola uma tensão sexual. Tudo começa uma noite quando vocês dois estão de porre e se encontram, digamos, num bar. Vocês vão para casa juntos, transam (pode ser bom ou pode ser não tão bom, não importa) e depois fingem que nada aconteceu. Na semana seguinte, isso se repete, com a mesma pessoa, e assim vai, até você achar que não precisa mais da desculpa de sair e encher a cara, você simplesmente liga para ele se estiver a fim de pegar alguém ou se estiver entediada."

Isso é o que Ratu e suas amigas chamam, com a maior naturalidade, de "pau amigo". Há um inconveniente afetivo, até mesmo nessa forma espantosamente abreviada de união sexual. Chega um ponto, diz Ratu, em que uma parte fica mais envolvida que a outra, e é a hora da conversa desagradável. Estabelecem-se regras básicas: apenas amigos com benefícios, nada mais, nada menos; e se um ou outro não estiver de acordo com isso, então terminou. Aí você passa para outra.

— Fazemos um esforço danado para não deixar as emoções atrapalharem — declara Ratu, sem um pingo de ironia.

O que é interessante para mim na descrição de Ratu é que essa história não tem uma linha narrativa — não tem uma trama, um desenvolvimento, um clímax, um fecho. Na verdade, não tem *história* nenhuma. O sexo é separado da história que lhe deu origem.

— Há uma tentativa deliberada de não deixar os sentimentos interferirem, e não só por parte dos garotos — elabora Ratu. — As garotas, assim como os garotos, falam de amor e de sexo como coisas separadas, como se nada tivessem a ver uma com a outra. — Ela faz uma pausa. — Embora eu desconfie que muitas das minhas amigas prefeririam estar namorando, queiram ou não admitir isso.

Longe de mim desdenhar a liberdade de expressão do sexo sem compromisso ou recreativo. Um encontro erótico pode abranger um leque de intensidades interpessoais e ainda promover algum tipo de conexão, mas esse tipo específico de comportamento não me parece refletir liberação, e sim ansiedade camuflada. Para minha surpresa, Ratu concorda plenamente com essa hipótese.

— O álcool e o sexo andam juntos, é claro. Os dois são coisas que sabemos que não deveríamos fazer.

Ouvindo Ratu, eu me perguntava como essa nova sociologia do sexo influenciaria, mais tarde, nas relações formais daqueles jovens.

— E quanto a amor e casamento? — pergunto. — Fala-se nisso?

— O compromisso é considerado uma sentença de morte. Sei que principalmente para os meus amigos homens é uma ideia terrível. Eles não conseguem conceber ter uma mesma parceira sexual por mais de uma semana, que dirá dez anos. — Então Ratu acrescenta, mais séria: — Para as mulheres, é diferente. Elas veem o encanto da coisa. Algumas realmente querem isso, embora muitas incorporem o medo masculino estereotípico e vejam a monogamia como uma restrição. Compromisso é sacrificar nossos objetivos e ambições por algo que não podemos controlar e que por isso pode dar errado. Pelo menos é assim que pensamos nisso agora. Os relacionamentos tiram nossa independência. Quando a gente deixa uma pessoa entrar na nossa vida, romanticamente, temos menos espaço para nós mesmas.

— Então um relacionamento representa uma perda, não um ganho?
— Exatamente.
— E namorar?
— Ah. No colégio, isso não existia. Os casais de namorados aqui na faculdade são uma raridade quase esquisita, vistos como se fossem casados ou coisa assim.

Estou intrigada com o retrato que Ratu faz dos relacionamentos. Sempre achei que formar um casal (ou pelo menos sonhar com isso) nos faz crescer e permite que duas pessoas descubram, juntas, coisas novas. Pelo menos era o que eu pensava na idade dela. Ratu e suas amigas parecem sentir mais segurança num MBA do que na força de um vínculo amoroso sustentado. Por quê?

Talvez a obrigação cultural da independência as faça ter medo.

— Quando existe amor no sexo, a pessoa fica extremamente vulnerável — explica ela. — Acho que esse é o xis da questão para toda a minha geração, essa falta de confiança. Nos ensinaram a autonomia, não a dependência.

Não é uma atitude romântica, mas talvez seja sábia, dada a precariedade do casamento moderno. A igualdade dos sexos fica patente em toda a sua ironia: agora, também as mulheres têm o direito de se apavorarem com o compromisso. Melhor o risco das práticas sexuais do que sucumbir aos riscos do coração.

Nada é mais inútil que prever o futuro para alguém que não está interessado em ouvir a previsão, mas às vezes não resisto.

— Você me faz pensar que talvez seja por isso que é tão difícil os casais que atendo fazerem sexo com sacanagem quando se amam — digo a Ratu. — E não só sua geração. Toda essa cultura se incomoda profundamente com vulnerabilidade e dependência. E o bom sexo íntimo exige ambas as coisas.

— Talvez — diz Ratu. — Mas quem disse que o bom sexo tem que ser íntimo? E se "bom" quiser dizer me jogue contra a parede, me violente e me largue antes de eu acordar? Gosto é da espontaneidade. É da excitação que vem com a espontaneidade e os diversos parceiros e as saídas divinas em que nada dá errado porque antes do almoço no dia seguinte cada um foi para o seu canto e não dá tempo de ver os defeitos um do outro. Tem fases em que estou viciada nessa excitação, mas tem outras em que reconheço como isso tudo é superficial e quero uma união mais profunda com alguém. Já tive namorados, e é legal, embora acabe ficando meio chato depois de um tempo. Espero que eu consiga encontrar um equilíbrio... isso se já não me estraguei a ponto de não me satisfazer mais com relacionamentos de longo prazo.

Longe de ser a última palavra sobre o amor livre, essa bravata toda disfarça um mal-estar subjacente. Até que ponto esse tipo de sexo depois do qual se foge é na verdade uma defesa contra o desconforto sexual, mais ou menos como a abstinência motivada por tabus é uma defesa? É o reverso da moeda: mesma ansiedade, resposta diferente. Eles bebem, transam, depois *fingem que nunca aconteceu*. É uma forma de transar sem estar presente. Acontece; ninguém precisa reconhecer o que fez. Talvez esses falsos libertinos não estejam tão afastados do legado puritano quanto seus rompantes de sábado à noite poderiam nos levar a crer. Os encontros furtivos não são exatamente uma celebração dos prazeres da carne. Se não houvesse pelo menos alguma dissonância moral em seu desejo de sexo, talvez eles não precisassem se embriagar tanto para transar. Se não se sentissem tão constrangidos com o ato, fariam questão de estar conscientes de tudo e se lembrar depois.

Para Ratu, a excitação nascida da espontaneidade está garantida desde que ela troque de parceiro com a devida frequência. Mas o que acontecerá se só lhe sobrar um? Talvez eu nunca mais veja Ratu, mas ela me lembra muitas pessoas que vêm se consultar comigo, pessoas que se decepcionaram com o nomadismo sexual, pois não ajuda a vencer o desafio de sustentar o tesão por uma só pessoa ao longo do tempo. Consideram sexo antes do casamento e sexo depois do casamento duas realidades completamente distintas. A vida sexual de solteiro não é vista como algo que vá prepará-las para a vida sexual de casado. Pelo contrário: é a saideira antes do inevitável e prolongado declínio.

ATÉ QUE PONTO SEXO É IMPORTANTE, AFINAL?

Um saudável sentimento de que se tem direito ao erotismo se baseia numa atitude relaxada, generosa e livre em relação aos prazeres do corpo — algo com que nossa cultura puritana continua brigando. Vejo todo dia no consultório o resultado dessa ambivalência. Grande parte do meu trabalho com casais é abordar a vergonha e a ansiedade que envolve a sexualidade e que faz as pessoas quererem desistir do parceiro por medo de serem julgadas e rejeitadas. Dou o meu beneplácito, reduzo a ansiedade, padronizo fantasias e desejos e questiono as distorções de como as pessoas se veem fisicamente. Juntos, investigamos os segredos e o silêncio que acompanharam sua educação sexual, e confronto as mensagens culturais e familiares que bloqueiam a expressão do erotismo. A terapia é um processo de expansão da sexualidade através do abandono das inibições, do estímulo da fisicalidade e do contorno dos limites. Os casais aprendem a dançar passo a passo, num processo que não tem prazo definido.

Conheci Maria quando ela estava no fim de uma dor de cotovelo. Acabara de passar dois anos na Costa Leste com um homem com quem achava que se casaria, mas voltara para casa desiludida. Suas amigas decidiram que estava na hora de ela conhecer um cara bacana. Chega de furadas com bonitões. As amigas organizaram um jantar com um objetivo: um disfarce agradável para um primeiro encontro. Deu certo.

Para Maria, sair com Nico foi uma reeducação na arte do amor, uma evolução lenta, impressionantemente livre de preocupações. Ela não se apaixonou de repente; o amor foi se instalando aos poucos. Agora, um ano depois de conhecê-lo, ela está em meu consultório perguntando:

— Até que ponto sexo é importante, afinal? Não consigo chegar a uma conclusão. Sei que não se pode construir uma vida só com paixão, já tentei isso. Minha avó dizia: "E vai viver de quê, de amor? Ah! Você tem muito que aprender". Minha mãe não fica atrás. O refrão dela é: "Querida, a paixão tem os dias contados. Acredite, você precisa é encontrar alguém com quem possa conviver. Alguém igual a você, com os mesmos valores. Bem, dinheiro também não faz mal". Eu amo Nico. Nunca me senti tão segura, com tanta confiança. E, depois de tantos anos saindo com um monte de idiotas, finalmente tenho liberdade para pensar em outras coisas na vida. Mas simplesmente não sei. Acho que a gente não combina sexualmente. É um problema. Ou não? Todo mundo diz que o sexo acaba perdendo a graça, por mais intenso que seja no começo, então até que ponto é mesmo importante?

— Diga você — provoco-a.

— Sabe o que digo a mim mesma? "Menina, você já se divertiu. Está na hora de crescer. Ele é um ótimo homem. Evolua."

Três anos depois, Maria está de volta. Evidentemente, ainda não encontrou a resposta. No início, estava tão entusiasmada com a ideia de segurança que conseguiu deixar para pensar depois em sua falta de tesão em Nico. Tinha alguma esperança de que o problema se resolvesse por si só, que um dia o "bloqueio" acabasse e tudo se acertasse. Nico, por sua vez, é um homem paciente. Não forçaria a barra, embora não estivesse nada alegre com sua vida sexual anêmica. Não forçar o problema é a maneira que ele tem de evitar ser rejeitado. Em nossas sessões, sexo era um assunto que Maria sempre evitava. As poucas vezes que o trazia à baila diretamente era no fim da consulta, quando já não sobrava tempo para a discussão. Uma semana, decidi pisar no acelerador e animar a conversa:

— Sexo é difícil, não?

— Como assim? Difícil de falar ou de fazer? — devolveu ela.

— Difícil de reconhecer — retruquei.

— Para mim, é mais fácil fazer do que falar sobre o assunto.

— E com Nico?

— Com Nico, é mais fácil não fazer.

— Me conte.

— Sexo é difícil. Passo muito tempo sem querer fazer, o que é estranho, porque sempre me considerei bem sexualizada. Leio sobre mulheres com pouco desejo e não me identifico com elas, embora ultimamente me ache parecida.

— Era mais fácil com outros homens?

— Nossa, não. Mas antes eu nunca precisei falar a respeito. Nunca precisei trabalhar isso. Ou funcionava naturalmente e a gente se dava bem, ou o relacionamento não ia durar mesmo, então eu deixava pra lá. Agora, estou com um homem que eu amo. Ele é bonito, me trata como uma rainha, e eu não quero transar com ele. Ele fica frustrado quando o rejeito dia após dia, e eu também não acho bom ser tão indiferente ao sexo. Eu gostaria de achar que isso aconteceu quando engravidei, mas, para ser honesta, fiquei meio aliviada por ter uma desculpa. "Estou grávida" virou "Acabei de ter um filho", que virou

"Estou amamentando", que virou "Preciso dormir". Como você sabe, foi um problema desde o início.

— Vamos encarar a questão de frente?

— Estou cansada de me esquivar, de querer que algo mude. Não posso trocar Nico por um modelo novo. Ou faço dar certo com ele ou morro de inanição.

Maria é de uma família da classe trabalhadora. O pai era policial, e a mãe, professora. A religião era fundamental. Ela passou a vida escolar inteira em instituições católicas só para meninas.

— Nunca conversávamos sobre sexo em casa. Minha avó teve dez filhos e nunca soube que as mulheres têm orgasmos. Dá para imaginar? Não vejo minha mãe nua desde que eu tinha três anos. Nunca vi meu pai nu. Sou a caçula de cinco irmãos, e cada um de nós se rebelou à sua maneira, embora meus irmãos nunca tenham tido que enfrentar as imposições reservadas às meninas.

Maria ilumina a onipresente cultura sexual americana do tudo ou nada, da fartura ou da míngua.

— Perdi a virgindade aos dezessete anos. Quando uma moça católica dava para alguém, seria melhor dar para a cidade inteira... e, na verdade, quase todo mundo fazia isso — conta ela. — Sei que parece arcaico, mas era assim mesmo onde fui criada. A Staten Island é como uma reserva natural para católicos ameaçados. A mensagem é clara: sexo fora do casamento é pecado.

— Certo. Sexo é sujo se não for com alguém que se ama — concluo.

Maria saiu de sua cidade natal, foi para a faculdade, tornou-se agente de elenco e hoje vive num mundo completamente diferente do de sua infância, mas nem toda essa abertura intelectual conseguiu desmontar as proibições internas: o desejo carnal é pecaminoso, especialmente para as mulheres. Mesmo depois de vinte anos de encontros breves, relações passageiras e namorados, as mensagens residuais estão arraigadas em seu corpo com uma tenacidade subcutânea. Comportar-se como uma mulher liberada não significa ser liberada. Quando ainda era solteira, Maria conseguia contornar seu desconforto sexual latente. Era mais fácil ser desinibida quando estava menos investida afetivamente. Mas, uma vez que escolheu viver dentro dos limites geográficos de uma família, os ecos de seu passado começaram a se fazer ouvir.

— A cada seis meses mais ou menos eu toco nesse assunto com Nico. Digo: "Nico, nossa vida sexual é chata. Precisamos fazer alguma coisa. Quero que leia esse livro". Mas ele não quer ler nenhum livro. Ele odeia. Ele diz: "Não é a minha praia. Vamos arranjar um tempo para estar juntos. Quanto mais a gente transar, mais a gente vai querer, certo?". É a resposta padrão dele.

— Já lhe recomendei alguns livros, mas me parece que você está querendo se esconder atrás deles. Por que é tão difícil falar sobre si mesma? Ser sua própria advogada? O que aconteceria se você dissesse: "Nico, quero falar sobre mim, sobre o que penso e sinto em relação ao sexo, sobre mim mesma sexualmente"?

— É um assunto tão difícil que me dá sono.

Ensinaram a Maria que nada é de graça; tudo precisa ser conquistado. Privilégio é para quem nunca teve que dar duro e é moralmente suspeito. O credo era se sacrificar pelo bem da família. A relutância que ela tem em exigir algo para si é especialmente forte no âmbito sexual.

— Tudo bem pedir algo muito necessário, mas é egoísmo pedir alguma coisa só por querer. O próprio prazer é duvidoso, a não ser que seja conquistado. Também suscita a pergunta de quanto você acha que merece e é digna de receber, só por ser você. O erotismo é apenas o prazer pelo prazer, oferecido a você de graça por Nico — explico.

Juntas, Maria e eu tentamos cultivar um sentimento saudável de merecimento que começa em se permitir se sentar para tomar café de manhã, ler o jornal com a cozinha ainda suja e sair com as amigas, mesmo que, para isso, Nico tenha que passar duas noites seguidas cuidando do bebê. Ela precisa parar de pensar que, para ter prazer, tem que pagar adiantado com obrigações cumpridas. Corrigimos esse sistema complexo de justiça e mérito, em que tudo tem que ser equitativo para neutralizar o egoísmo.

Maria captou a ideia.

— Acho que minha "libido fraca" está muito ligada ao fato de eu não me achar dona da minha sexualidade e ao meu conflito com o prazer, o prazer com meu marido. Não sei explicar por que tenho tanta dificuldade de me abrir com Nico nesse aspecto. O que sei é que nunca vi a família como uma fonte de diversão, de algo a mais.

— Para você, família representa abnegação, não gozo. Mas se achar digna de alguma coisa é pré-requisito para a intimidade erótica.

Só quando Maria começa a olhar o que traz para o impasse erótico é que aparece a contribuição de Nico. Ela lhe faz algumas das mesmas perguntas de que falamos em nossas sessões. "O que significa sexo para você?" "Como o sexo era tratado na sua família?" "Quais são os acontecimentos importantes que moldaram sua sexualidade?" "O que mais gostaria de experimentar comigo sexualmente, e o que mais teme?" Eles iniciam conversas instigantes e inspiradoras, focadas antes em possibilidades do que em problemas.

Maria aprende que, para Nico, o sexo ao mesmo tempo liberta e une, sendo uma marca eloquente de amor. Quando ela o rejeita, ele se sente não amado. Nico não fala muito, mas expressa seu carinho por atos: lavando louça, engraxando os sapatos dela, mantendo a despensa sempre abastecida de chocolate. Ele se assegura de que saiam de casa nos fins de semana, sem culpa (o que Maria acha difícil), sem se atolar num sem-fim de tarefas domésticas. É muito carinhoso, tanto com Maria quanto com a filha. Mas as carícias param quando começa o sexo. Embora goste de sexo, ele se sente menos à vontade com a sedução.

— Ele fica tão ansioso para entrar na parte *sexo* do sexo, onde sabe o que faz, que tende a ignorar a procura e a parte romântica. Os jogos, sabe? Acabo com a sensação de que ele me apressa. Nico desliga a televisão e em dois minutos já está pronto para transar. Eu preciso de um estímulo mais prolongado. Como não quero que ele se sinta mal, tento me excitar rápido para acompanhar o ritmo dele. É um fiasco total.

Para Nico, sexo é uma peça de um único ato. Para Maria, é uma sequência de prazeres. O problema surge quando eles se prendem ao objetivo exclusivo de atingir o orgasmo e deixam de lado o erotismo. Aí, ela fica achando que demorar é uma atitude totalmente egoísta e vergonhosamente gulosa. Sua falta de prerrogativa e de autoafirmação encontra a pressa de Nico, que reforça mais ainda sua noção de que ela não é digna de atenção. Claro que ela não se incomodaria em demorar se soubesse que ele estava curtindo, mas, para Nico, a demora provoca outro tipo de ansiedade, um temor de não ter um desempenho satisfatório.

Sugiro a Maria que ela e Nico se libertem desse modelo rígido de sexualidade no qual o orgasmo mútuo é uma obrigação. Essa ideia de aprovação-reprovação é um pouco séria demais e tira muito da graça do sexo.

— E namorar? — pergunto. — Quando foi a última vez que vocês namoraram?

— Foi há anos. Lembro que, logo no início, passamos uma noite nos beijando na passarela em Coney Island. Foi incrível. Não fazemos mais isso.

— Bom, então aí está.

As complexidades da dinâmica entre Maria e Nico são sutis, como acontece com quase todos os casais que conheço. Nunca é uma coisa só ou uma parte só. Maria diz que quer ser seduzida, mas resiste a ver Nico como sedutor.

— Minha relação atrapalha minha atração por ele. Às vezes, quando olho para ele, por exemplo, quando ele sai do chuveiro ou chega da academia, penso: "Nossa, que homem gostoso". Por que ele deixa de ser atraente quando lembro que é meu marido?

Explico a Maria que é assustador estar exposto eroticamente à pessoa com quem se tem uma intimidade afetiva, especialmente quando se acha que sexo é algo vergonhoso.

— Há todo um lado seu que ainda não entrou na relação de vocês. Na verdade, a energia psíquica envolvida em esconder isso é suficiente para deixá-la exausta. Não admira que você prefira dormir a fazer amor com seu marido.

Como muitos de nós, Maria foi criada aprendendo a esconder seus devaneios eróticos e suas fantasias. Fazer segredo de nossos prazeres é um componente fundamental de nossa socialização sexual. Maria se lembra da vergonha que sentiu em criança ao ser flagrada num momento delicioso de exploração erótica e da expressão de repulsa da mãe ao dizer: "Pare já com isso". E mesmo quem tem a felicidade de ter pais que valorizam as brincadeiras sexuais provavelmente se lembra com uma careta da admoestação: "Guarde isso para você". É difícil mostrar abertamente o que se passou anos tentando esconder.

Não admira que Maria tenha dificuldade em levar para seu relacionamento as fantasias eróticas que sempre suprimiu e das quais sempre se defendeu, como lhe ensinaram desde cedo. Sentir a receptividade de Nico é exatamente o que a encorajo a fazer: reconhecer o desejo e julgar-se digna dele. Ao mesmo tempo, encorajo-a a ter uma curiosidade nova em relação a Nico.

— É muito fácil fechá-lo no papel de marido, com todas as qualidades domésticas relacionadas a esse papel, e depois se queixar de falta de desejo. Ele tem toda uma geografia interior, e você simplesmente está andando no mesmo bairro antigo.

Este é o desafio da intimidade sexual, de levar o erotismo para o lar. Esta é a mais assustadora de todas as intimidades porque abrange tudo. Atinge o que está em nosso âmago e envolve revelar aspectos nossos que estão rodeados de vergonha e culpa. É assustador, um tipo de nudez inteiramente diferente, muito mais reveladora que um corpo nu. Quando expressamos nossos desejos eróticos, corremos o risco de ser humilhados e rejeitados, coisas igualmente devastadoras. Já presenciei uma dolorosa cena em que as preferências sexuais de uma pessoa foram condenadas e rotuladas por seu parceiro como pervertidas, anormais e repulsivas. Não admira que muitos prefiram a segurança do sexo factível para se proteger desse cenário angustiante. Podemos estar longe da paixão, mas pelo menos nos sentimos normais. No cômputo geral, não é um meio-termo ruim, mas há aqueles que desejam ser conhecidos de outra forma, se entregar e correr o risco de atravessar esse limiar. Eles tomam coragem para enfrentar em casa as proibições culturais ao sexo — sexo exuberante. Têm sede de se expressar plenamente no âmbito do erotismo e resistem à pressão de se refrear. Para eles, a comunhão sexual, longe de ser suja, é uma fusão sagrada que nos põe em contato com o divino.

A intimidade sexual é a revelação de nossas lembranças, nossos desejos, nossos medos, nossas expectativas e nossas dificuldades dentro de uma relação sexualizada. Quando nossos desejos mais íntimos se revelam e nosso companheiro os aceita e os legitima, a vergonha desaparece. É uma experiência em que coração, corpo e alma se afirmam e ganham poder. Quando conseguimos estar presentes para o amor e o sexo, transcendemos o campo de batalha do puritanismo e do hedonismo.

7. Matrizes eróticas: Diz-me como foste amado, e te direi como fazes amor

As pessoas grandes não compreendem nada sozinhas, e é cansativo, para as crianças, estar toda hora explicando.[1]
Antoine de Saint-Exupéry, *O pequeno príncipe*

Então, como um fogo esquecido, uma infância sempre pode se acender de novo em nós.[2]
Gaston Bachelard

Uma grande quantidade de instituições autonomeadas se preocupa com o que é melhor para nós. Religião, governo, medicina, educação, a mídia e a cultura pop trabalham incansavelmente para definir e regular os parâmetros de nosso bem-estar sexual. Os incentivos e as proibições que envolvem a voluptuosidade do corpo são o leite materno da sociedade. Muito do que aprendemos sobre sexo vem da rua, do cinema, da televisão e da escola. Mas a primeira dessas instituições a nos atingir é a família. Somos membros de uma sociedade, mas somos também filhos de nossos pais — o que inclui avós, padrastos e madrastas, guardiães, tutores, pais adotivos e qualquer pessoa a quem se confiou nosso bem-estar. O efeito mais duradouro em nossos amores adultos é o da história que escrevemos com nossos primeiros cuidadores.

A ARQUEOLOGIA DO DESEJO

A psicologia do desejo geralmente jaz sepultada nos detalhes da infância, e escavar a história pessoal expõe sua arqueologia. Podemos seguir a pista até onde aprendemos a amar e como. Será que aprendemos a sentir prazer ou não, a confiar nos outros ou não, a receber ou perder? Nossos pais monitoravam nossas necessidades ou esperávamos monitorar as deles? Contamos com a proteção deles ou fugimos deles para nos proteger? Fomos rejeitados? Humilhados? Abandonados? Fomos abraçados? Embalados? Acalmados? Aprendemos a não esperar muito, a disfarçar quando estávamos perturbados, a fazer contato visual? Em nossa família, sentimos quando podemos nos expandir e quando nossa vivacidade pode magoar os outros. Aprendemos como nos sentir em relação a nosso corpo, nosso sexo e nossa sexualidade. E aprendemos inúmeras outras lições sobre quem e como ser: a nos abrir ou nos fechar, a cantar ou sussurrar, a chorar ou esconder as lágrimas, a ousar ou a ter medo.

Todas essas experiências moldam nossas convicções sobre nós mesmos e nossas expectativas em relação aos outros. Elas são parte do dote de amor adulto que cada homem e cada mulher carrega. Parte dele é óbvia e manifesta, mas a maior parte não é expressa, é oculta até de nós mesmos.

Nossas preferências sexuais surgem das emoções, dos desafios e dos conflitos do início da vida. Como elas influem em nosso limiar para a intimidade e o prazer é o objeto de nossa investigação. O que excita você? O que o faz brochar? O que o atrai? O que o desanima? Por quê? Até que ponto a intimidade lhe é confortável? Você tolera o prazer com a pessoa amada?

Quando foi abandonada pelo marido, a mãe de Steven juntou os cacos, dedicou-se a cuidar dos filhos e jurou jamais tornar a deixar alguém magoá-la daquele jeito. Enfermeira do setor de emergência, atualmente mora em casa própria e paga a faculdade dos filhos. Steven tem a maior admiração e o maior respeito pela mãe e vive tentando não ser o que ele chama de "um babaca". Casado há seis anos com Rita, ele se descobre evitando as démarches dela e se esquivando quando ela faz recriminações sobre sua passividade sexual. Steven se desculpa, mas no fundo está desconcertado com sua falta de interesse — e com suas ereções pouco confiáveis.

Quanto mais ele ama e respeita a mulher, mais difícil é *trepar* com ela. Em seu raciocínio, a segurança afetiva exige um monitoramento constante de quaisquer tendências egoístas ou agressivas. Essa convicção, que tem origem em seu amor pela mãe, tornou-se parte de sua sexualidade. Quanto mais ele ama Rita e quanto mais depende dela, mais sente necessidade de tomar cuidado e mais inibido fica sexualmente. Não sabe como viver abertamente o desejo no contexto do afeto. Seu inconsciente é fiel ao passado.

Para Dylan, um gerente de loja de vinte e poucos anos, é totalmente impossível ter segurança afetiva, com ou sem excitação sexual. Sua mãe, que morreu quando ele tinha doze anos, era o pilar emocional da família. Quando ele ficou com os olhos cheios d'água no funeral dela, o pai lhe disse: "Espero que você não vá desabar em cima de mim". Para não se afastar do pai, ele teve que se mutilar por dentro.

— Sentimentos eram sinal de fraqueza em nossa casa.

Tão logo se envolve com alguém, Dylan se volta contra si mesmo, na tentativa de se manter invulnerável. Sua solução? Duas vezes por semana, ele vai a boates para pegar homens que serão sempre desconhecidos e que — mais importante — jamais o conhecerão. No sexo anônimo, ele não tem sentimentos e está resguardado das humilhações da infância, mas consegue vivenciar a deliciosa euforia de se sentir desejado, sendo escolhido por muitos ao mesmo tempo.

Um aspecto da matriz erótica que ilustra a irracionalidade de nosso desejo é que o que mais nos excita muitas vezes decorre das mágoas e frustrações de nossa infância. O terapeuta sexual Jack Morin[3] explica que a imaginação erótica é engenhosa em desfazer, transformar e reparar os traumas do passado. Em outras palavras, as experiências que mais nos machucaram na infância podem se tornar, mais tarde, as maiores fontes de prazer e excitação.

Vejamos o caso de Melinda. Seu pai é um mulherengo. Ela compreende o desespero da mãe, mas não quer ser igual a ela: arrasada, desgraçada, sozinha. Em vez disso, tornou-se uma sedutora, o oposto da esposa abandonada. Melinda parte para derrotar os homens no próprio jogo deles. Em sua mente, a indisponibilidade atiça o desejo, e, quando seduz um homem, ele logo lhe parece menos atraente. Para reconfirmar o próprio poder, ela precisa se concentrar em conquistar outro e mais outro e mais outro. Se não houver obstáculo a afastar, ela não tem como medir seu valor. Quase nada é mais excitante do que conquistar um homem poderoso e distante; mas o mais empolgante é se livrar dele — prova de que ela vingou o passado. Ao dar o fora nesses homens sem dó nem piedade, Melinda procura confirmar que, ao contrário da mãe, é forte e independente, é quem dá as cartas, quem escolhe, quem atrai ou descarta quando lhe convém. O contraditório é que, ao eliminar de sua vida a vulnerabilidade, ela acaba tão só e tão mal-amada quanto a mãe.

O agente central do erotismo é a imaginação humana, mas, para muitos, o projeto de autodescoberta sexual é prejudicado por mensagens parentais que provocam medo, culpa e desconfiança. Algo feito com a intenção de proteger os filhos acaba, muitas vezes, sendo fonte de ansiedade no amor sexual adulto. Lena foi criada com uma lista do que era aceitável ou não para uma mulher digna em matéria de sonhos, comportamentos, desejos. Filha mais velha de pais conservadores e muito religiosos, Lena aprendeu que as mulheres decentes seguiam padrões estritos de comportamento feminino, jamais eram agressivas ou inconvenientes e sempre colocavam as necessidades alheias antes das suas. Como acontece com a mãe (e com séculos de mulheres antes dela), o que lhe dá autoestima e a enaltece é o dar, não o receber. Fazendo-se indispensável, ela espera contrabalançar os caprichos do amor. Mas a perfeição de Lena é exatamente o que desestimula o marido. Sua timidez na cama e sua falta de assertividade sexual o inibem.

Recentemente, Lena começou a se perguntar como seria seu casamento se ela fosse menos complacente. Está imaginando que pode ser gostada pelo que é, não apenas pelo que dá. Juntas, estamos desconstruindo a ansiedade, a culpa e a abnegação que são o legado da moça boazinha. Lena adoraria ter a coragem não só de saber do que gosta mas também de pedir. Pode não parecer, mas, para Lena, comprar lingerie na Victoria's Secret com o marido levantou seu astral como um sutiã push-up.

As tensões internas que aparecem na sexualidade de Steven, Dylan, Melinda e Lena decorrem de conflitos infantis. Os detalhes de nossas tendências e apreensões eróticas são refinados ao longo da vida, mas muitas vezes têm origem nas experiências que tivemos quando crianças, tanto as boas quanto as não tão boas. Às vezes, é necessário agir como detetive psicológico para entender tudo isso, mas muito pouco na imaginação erótica de uma pessoa é obra do acaso.

O EU NO CONTEXTO DO NÓS

Nossa dependência física e emocional de nossos pais ultrapassa a de qualquer outra espécie viva, tanto em magnitude quanto em duração. É tão completa — e nossa necessidade de sentir segurança, tão profunda — que fazemos qualquer coisa para não os perder. Suprimimos nossos desejos e recalcamos nossa agressão. Aceitamos a culpa por abusos, deixamo-nos controlar, tornamo-nos independentes e, em outros aspectos, renunciamos às nossas necessidades. Em resumo, aplicamos um leque de táticas de autopreservação, todas elas no intuito de manter o vínculo primário.

As coisas se complicam quando consideramos que uma de nossas maiores necessidades, em termos de desenvolvimento, é autonomia. Desde que aprendemos a engatinhar, trilhamos os traiçoeiros caminhos da independência numa tentativa de equilibrar nossa necessidade fundamental de ligação com a de experimentação. Precisamos que nossos pais cuidem de nós, mas também que nos deem espaço suficiente para estabelecer nossa liberdade. Queremos que nos segurem e queremos que nos soltem.

A vida toda, andamos às voltas com essa interação entre dependência e independência. Como vamos conciliar essa necessidade vai depender muito de como nossos pais reagiram à obstinada dualidade da infância. É importante assinalar que o comportamento de nossos pais, o que eles de fato fazem, é só uma parte do problema. Outra parte é nossa interpretação de seus atos. Cada criança tem sua forma de se ajustar à loteria da vida. O que é bom para uma pode parecer perturbador para outra. Uns talvez gostariam de ter tido pais mais próximos, enquanto outros se lembram com horror dos genitores vigilantes e intrometidos que tiveram. Cada família tem suas respostas preferidas para manifestações de dependência e autonomia — quando são recompensadas e quando são frustradas. No toma lá dá cá com nossos pais, determinamos o grau de liberdade que podemos experimentar com segurança e até que ponto nossas ligações exigem a subjugação de nossas necessidades. No fim, modelamos um sistema de convicções, medos e expectativas — algumas conscientes, muitas inconscientes — em relação ao funcionamento das relações. Fazemos um pacote bem amarrado com isso tudo e o entregamos ao nosso amor. É uma troca.

Não por coincidência, toda essa história afetiva se desenvolve no que o sexo tem de físico. O corpo é nosso instrumento de comunicação mais puro e mais primal. Como disse Roland Barthes, "o que a língua esconde é dito pelo meu corpo. Meu corpo é uma criança teimosa; minha língua é um adulto muito civilizado".[4] O corpo é nossa língua materna — nosso mediador com o mundo muito antes de falarmos nossas primeiras palavras. Desde que a criança nasce, o amor flui do adulto para ela de modo sensual — e também erótico, ouso dizer.

As sensações físicas dominam nossa primeira consciência do que nos rodeia e as primeiras interações com nossos cuidadores. O corpo é um banco de memória para os prazeres sensuais da pele. Quantas vezes ouço homens e mulheres em meu consultório suplicando um ao outro: "Dá para você simplesmente me abraçar?". Os poderes calmantes de um abraço se fazem sentir aos quarenta anos da mesma forma que aos cinco. O corpo também é um local de armazenamento para as angústias, as frustrações e a dor que sofremos. Inteligente que é, nosso corpo se lembra tanto das alegrias quanto das tristezas que nossa mente pode ter optado por esquecer. Talvez por isso nossos temores mais profundos e nossos desejos mais persistentes venham à tona na hora do sexo íntimo: a vasta carência, o medo do abandono, o pavor de ser engolido, o desejo de onipotência.

A intimidade erótica é um ato ao mesmo tempo de generosidade e egocentrismo, de dar e receber. Precisamos ser capazes de entrar no corpo ou no espaço erótico do outro sem o pavor de sermos engolidos e nos perder. Ao mesmo tempo, precisamos ser capazes de entrar em nós mesmos, de nos entregar às nossas vontades estando na presença do outro, acreditando que ele/ela continuará ali quando voltarmos, que não se sentirá rejeitado por nossa ausência momentânea. Precisamos ser capazes de nos ligar sem ter medo de desaparecer, de dar voz ao nosso individualismo sem medo de sermos abandonados.

O EGOÍSMO DOS PRAZERES ÍNTIMOS

Sempre me interessei por quem consegue chegar a um equilíbrio entre o eu e o outro num nível afetivo mas sempre fracassa no nível físico. A ameaça de se fundir no ato físico do sexo e na subsequente perda do eu é tão grande para essas pessoas que elas se defendem se fechando sexualmente ou deslocando seu desejo. A psicanalista Jessica Benjamin diz: "A luta da criança por autonomia ocorre no âmbito do corpo e seus prazeres".[5] Não é diferente para o adulto.

A primeira vez que entrou em meu consultório, James se sentou e disse:

— Stella e eu somos muito bem casados, mas sexo sempre foi um problema.

James se sente sexualmente inibido com Stella, e esse desajuste o deixa tenso. Mesmo que ele fique excitado quando ela o procura, logo surge a preocupação com seu desempenho. "Será que vou manter a ereção? Será que vou gozar cedo demais? Será que ela vai gozar?" O sexo vira uma corrida até a linha de chegada — será que ele consegue chegar lá antes de perder a ereção? Sua capacidade de aproveitar é profundamente prejudicada por esse foco estreito. Ele não pode ser alegre nem experimentar coisas novas porque tudo o que fuja da rotina pode atrapalhar seu desempenho. Essas ansiedades sempre têm uma repercussão, e as inibições de James também reprimem a esposa. Ela sente a ausência dele, lamenta sua falta de atenção e se queixa amargamente disso há anos.

— Me fale sobre sua mãe — peço a James.

— Minha mãe? Vocês não perdem um minuto, hein? Há alguns anos, fui a uma terapeuta, e ela também quis que eu falasse sobre minha mãe. Isso não mudou nada. Minha mulher não tem nada da minha mãe.

— Por princípio, eu sempre volto à fonte. Prometo que não vou lhe dizer que você se casou por sua mãe, mas o primeiro lugar onde aprendemos sobre o amor e os relacionamentos é em nossa família de origem. Nenhuma das outras, sejam os amigos, os casos, os professores, as namoradas, consegue ter esse tipo de ressonância afetiva. Então, me fale sobre sua mãe.

O que aparece em nossas conversas é que James era profundamente sintonizado no estado de espírito da mãe, que muitas vezes se sentia sozinha e triste. Não gostava de barulho, não gostava de bagunça e ficava nervosa quando ele e a irmã estavam agitados. Era uma boa mãe, mas muito suscetível.

— Sempre tive dificuldade com as necessidades dela. Ela precisava estar 72 passos à frente em seu planejamento para se sentir bem.

A mãe de James contava com ele para ter apoio, companhia e diálogo. (Referia-se ao pai dele simplesmente como o Contracheque.)

— Quando já era mais velho e queria fazer programas com meus amigos, eu sabia que ela ficava chateada. Ela dizia: "Divirta-se", mas de um jeito que tinha um efeito contrário.

James cresceu dividido entre o desejo de não desagradar a mãe e o de viver a própria vida.

— Conseguir uma bolsa para Stanford, atravessar o país, foi a melhor coisa que podia ter me acontecido. Ela não podia me negar aquela oportunidade. Fui embora, mas levei muita culpa comigo.

A primeira vez que pôs os olhos em Stella, James ficou encantado.

— Tudo nela era gracioso, vibrante, colorido. Era uma mulher que não tinha medo de se posicionar. Ela irradiava luz.

Stella era a antítese da mãe de James. Pela primeira vez ele pôde amar uma mulher sem se sentir sobrecarregado de responsabilidade e culpa. Na verdade, Stella rejeitava com frequência suas tentativas de ser muito obsequioso, explicando que a sufocavam. Ele ri quando conta como se sentia tenso quando queria fazer algo que não a incluía — vivia com medo de desapontá-la. Tinha um jeito de perguntar "Você se importa?" que a deixava louca. Finalmente, ela disse:

— Olha, eu não sou sua mãe. Você não precisa pedir minha autorização.

Stella ensinou a James, principalmente pelo exemplo, que é possível uma intimidade — com cuidado, segurança — sem autossacrifício. Ao afirmar sua independência, Stella comunicava que não era frágil e que seu bem-estar não dependia exclusivamente dele. Para amar, não é preciso se apagar.

Em muitos aspectos, James e Stella têm um casamento invejável. Eles se curtem. Ele ainda a faz dar gargalhadas, e ela é a crítica mais feroz do trabalho dele como designer (e, como ele acrescentaria, "de tudo o mais"), mas também a mais confiável. Entendida da situação, Stella diz:

— Mesmo quando tenho ódio dele, nunca me chateio. No dia em que me chatear, estou fora.

Nesses 31 anos em que estão juntos, eles criaram quatro filhos, reformaram duas casas, sofreram a perda dos pais de ambos, sobreviveram ao câncer de mama de Stella e brindaram ao nascimento do primeiro neto. Este é o lado alegre da história deles.

No meio dessa paisagem bucólica está o campo minado do sexo, onde acontecem as piores discussões. Ela quer; ele não. Ela quer falar sobre o assunto; ele não. Ela se zanga; ele fica na defensiva. Eles entram em choque, depois esperam a poeira assentar. É uma situação crônica e piorou muito ultimamente.

Há anos, Stella se irrita com o fato de ser a guardiã da vida sexual do casal.

— Sou eu quem pensa em sexo, quem quer, quem faz acontecer e quem reclama quando não acontece. Se eu deixasse por conta do James, nossa vida erótica seria um marasmo.

Em particular, James admite que só toma a iniciativa quando sabe que ela não está a fim, pois assim finge fazer sua parte, mas sem correr riscos. Stella odeia ser quem "faz tudo", mas não ousa deixar de tentar, por medo de caírem num vazio insuportável. Melhor presumir o desinteresse dele do que confirmá-lo.

Desde que Stella entrou na menopausa, sua libido diminuiu, e seus maiores temores se confirmaram. A falta de iniciativa sexual de James, antes encoberta pela avidez dela, agora é gritante. Ela está aflita com a perspectiva do marasmo sexual.

— Viramos amigos que dividem uma casa. Agora preciso muito que ele faça o esforço, e ele não faz.

Mostro a Stella que, embora possa parecer que ele não faça, o mais provável é ele não saber como fazer. O desajuste que a menopausa traz desafia um padrão que foi fixado desde o princípio do relacionamento deles. Logo os dois descobrirão que também abre novas possibilidades.

James rapidamente se concentra em questões de desempenho para justificar sua falta de desejo. Prevê o fracasso, e a ansiedade faz a profecia se realizar. Sente-se diminuído e menos viril a cada vez que falha, e, por medo da impotência, para antes mesmo de começar. A ironia não intencional de tudo isso é que James fica tão preocupado em ser bom, em ficar duro para Stella, que a perde totalmente de vista. Assim, enquanto ele está todo concentrado nela, ela tem a sensação contrária. Este é um ponto de discórdia entre eles. Observo para James que se concentrar estritamente na parte física do ato sexual — o sexo como desempenho — não é uma postura erótica. É um ângulo muito estreito. Para mim, parece que James está perturbado com toda a perspectiva de ser sexual com a mulher: declarar o desejo, erotizá-la, sentir-se livre para manifestar a devassidão de sua concupiscência com ela.

Quando pergunto a James se ele alguma vez faz sexo sem ansiedade, ele responde: "Só quando me masturbo". Isso é importante, pois confirma que ele não tem uma dificuldade física e que seu genital é capaz de ter um bom desempenho. No sexo solitário, James consegue se satisfazer sem a pressão das exigências imaginadas do outro. As mulheres que povoam sua fantasia são lascivas, sedutoras e nada vulneráveis. Ele não precisa temer magoá-las e pode se deliciar com a excitação isenta de culpa. Ele nunca tem essa liberdade com a esposa — chegamos à causa de seu bloqueio.

James não sabe como gozar na presença da mulher que ama. Incapaz de se satisfazer e ao mesmo tempo satisfazer Stella, acaba não satisfazendo nem a si nem a ela. Afetiva e intelectualmente, consegue manter sua forte individualidade diante da esposa (odeia o gosto musical dela, recusa-se a usar ternos italianos e a desafiou, certa vez, quando votou no Partido Republicano), essa segurança desmorona no encontro sexual. Ele teme se entregar à concupiscência e esquecer Stella, mesmo por um momento, pois ela pode não perdoá-lo.

Embora James não tenha consciência disso, sua matriz erótica está crivada de marcas deixadas pela mãe infeliz. No sexo com Stella, ele volta à posição que ocupava na infância: obrigado a fazer uma escolha impossível entre a satisfação pessoal e a fidelidade emocional. A culpa que sentia em criança levou à inibição. Talvez por isso James vivencie o desejo da esposa como uma exigência e não como um convite — uma obrigação em vez de sedução. O erotismo passou para o âmbito do dever e traz o lastro da pressão, da culpa e da preocupação — todos antiafrodisíacos comprovados.

REAVIVAR O DESEJO

James e Stella não sabem o que fazer. Atribuem o problema a uma química ruim, algo que consideram permanente e irreversível como uma perna amputada. James está há anos empacado numa narrativa de desamparo mais ou menos assim: "Nosso problema tem que vir de algum lugar, tem que haver um culpado, e se não sou eu, quem é? Só pode ser Stella. Vamos culpá-la". Reinterpretando a falta de desejo de James, localizo-a firmemente nas reverberações de sua infância. Ele incorre um pouco na autopiedade, então o desafio a assumir a responsabilidade por isso no presente. Juntos, distinguimos culpa e responsabilidade e traçamos linhas de ação. É um grande alívio para ele. Para Stella, essa nova linha de pensamento é um pequeno passo em direção à recuperação de sua autoestima.

Trabalho com James para estabelecer um sentimento confortável de autonomia sexual, deixando claro que autonomia não significa indiferença. Em vez de se fixar constantemente em Stella, peço a ele que faça o impensável: que se atenha a si mesmo. Com isso em mente, dou algumas sugestões:

— Primeiro, saia do quarto, que está cheio de associações negativas. Nada de cama: a cama tem "fracasso" escrito da cabeceira aos pés e age como um tanque de isolamento sensorial. Encontre outras superfícies na casa. Depois, eu gostaria que você se masturbasse ao lado de Stella, que experimentasse a possibilidade de se satisfazer na presença dela. Observe a tensão e a culpa. Preste atenção nelas, em vez de afastá-las.

Escolho a masturbação por várias razões. Primeiro, porque é o único momento em que James consegue se soltar. Segundo, porque permite que ele se concentre totalmente em si, aliviando-o da responsabilidade de agradar a esposa. Terceiro, porque vai comprovar para ele, espero eu, que sua satisfação não a magoa. O fato de ser observado durante a masturbação fortalecerá sua capacidade de se entregar sem culpa à sua individualidade erótica. Desse modo, finalmente a ansiedade conduzirá à confiança em relação ao seu desempenho. O ato de se masturbar na presença dela é, em si, um ótimo desempenho, com Stella como a única espectadora. Pela primeira vez ele poderá ver como possível que ela de fato goste de vê-lo sentir prazer. Deixar que ela o observe passeando livremente em seu próprio território erótico é um presente íntimo.

Cada uma dessas camadas ajuda a criar uma realidade que é inteiramente diferente da que ele sentia com a mãe. Afinal de contas, não nos masturbamos diante dos nossos pais, mas podemos fazê-lo diante de nossos parceiros.

Naturalmente, quando dou essa sugestão, considero também a situação difícil de Stella. Quando James a toca timidamente, esperando que ela lhe dê o sinal verde, ela se irrita. A cautela de James acaba sendo um balde de água fria. Sua deferência é um fardo para ela; seu foco determinado a machuca. Antes, em nossa conversa, James fez questão de me dizer que Stella era geniosa.

— Talvez seja — falei —, mas, se tivesse feito amor com ela mais vezes, você teria uma mulher com um gênio muito diferente, porque a frustração que as pessoas sentem quando não são tocadas, afagadas, abraçadas e agradadas as faz subir pelas paredes. A excitação é transformada em raiva.

Digo a Stella o que já disse a muitas outras pessoas na mesma situação:

— Você sabe que ele a ama, nunca duvidou disso, e foi por isso que manteve o casamento por tantos anos. O que machuca é nunca se sentir desejada. Você sente que depende só de você fazer a coisa acontecer, e é verdade. Você abriu mão da cumplicidade sensual em nome da segurança emocional. É um acordo cruel.

Como uma geleira derretendo de repente, as lágrimas correm pelo rosto de Stella. Elas falam do desejo e da rejeição com que ela convive há tanto tempo. É praticamente impossível não se ofender com essa negação repetida, não vê-la como uma prova de que não se é desejável e resvalar para a insegurança.

A James, digo:

— Amor e desejo não são a mesma coisa. Aconchego não é a mesma coisa que sensualidade. Sua esposa sabe que você a ama. O que ela quer é se sentir desejada. Ela quer conhecer seu desejo, provar os sabores delicados desse desejo e vê-lo como páreo para o dela. Sua incapacidade de se soltar, de se entregar ao próprio prazer, a deixa furiosa. Sua passividade é irritante, e sua consideração é o contrário da fantasia dela, de arrebatamento incontido. Sua concupiscência seria um endosso aberto para o ardor dela. É difícil se soltar com alguém que não se solta.

A experiência da masturbação não foi plenamente satisfatória — foi mais ou menos, como é normal acontecer. Não houve uma transformação considerável. A timidez de James levou a melhor. Ele sempre classificou a masturbação como um prazer privado, e não desejava dividi-lo. Dias depois, porém, aconteceu uma verdadeira reviravolta. James e Stella tiveram uma briga. Ela estava muito chateada, convencida de que as coisas jamais mudariam. O primeiro impulso dele foi abraçá-la, mas temeu que aquilo não fosse o que ela queria. Ela parecia muito zangada com ele. Mas ele venceu o constrangimento e a abraçou assim mesmo. Embora, a princípio, ela não tivesse reagido, ele não a largou. Antes, James sempre recuava, focando unicamente nas sugestões de disponibilidade dela. Era organizado por ela. Dessa vez, ele fez a própria escolha, reivindicou o direito aos próprios sentimentos e se excitou de modo surpreendente. Acariciou as costas dela, e ela começou a se acalmar. Sabia que ele estava ali, e podia contê-la. Podia resistir à intensidade dela. Uma intensidade puxou a outra, e isso levou ao que os dois contaram separadamente como "uma transa maravilhosa". Não foi uma satisfação extática; foi uma paixão tranquila, a simples compreensão de dois corpos que se reencontram após uma longa ausência.

São necessárias duas pessoas para criar um padrão, mas apenas uma para desfazê-lo. Numa sessão posterior, James descreveu a si mesmo, com alegria, como "ousado e persistente", e ficou admirado de ver como o sentimento de estar no comando o energizou. Assumindo o controle, ele finalmente conseguiu se descontrolar. A prisão sexual que ele e Stella construíram com tanto cuidado começou a ruir. Ao se libertar, ainda que momentaneamente, da posição reativa crônica, ele se encheu de esperança e vislumbrou as possibilidades eróticas que havia pela frente. Pela primeira vez em anos, viu-se criando fantasias com a mulher — o que poderiam fazer juntos, onde poderiam fazer. Ele resgatou uma parte de si mesmo que andara totalmente perdida na ansiedade.

Vale assinalar que, nesse encontro (e em outros subsequentes), James não se angustiou por gozar precocemente nem com o medo de isso acontecer. Quando o sexo dá a sensação de ser uma obrigação, é muito eficaz gozar depressa — acaba logo com o desconforto. Já quando os amantes se envolvem sexualmente como agentes livres, transformando a entrega num ato de autoafirmação, não há necessidade de encerrar logo o assunto. Precipitar o *grand finale* não importa tanto quanto saborear a confiança e a intimidade mútuas que se aproveita no caminho.

Ejaculação precoce é um termo inadequado. Não se trata de uma questão de tempo, mas de falta de intenção. Uma expressão melhor seria "ejaculação involuntária". Quando James assumiu o comando do desejo, também assumiu o comando de sua ejaculação.

Numa interessante distorção da saga, James também me contou que todas as vezes que ele e Stella fizeram amor desde o início da terapia foi após uma discussão.

— Isso me incomoda um pouco — confessou. — Eu gostaria que conseguíssemos transar sem preâmbulos.

— Raiva e excitação têm uma relação complexa — explico. — Fisiologicamente, ambas têm muito em comum. Psicologicamente, também. No seu caso, acho que a raiva lhe dá coragem, lhe tira a complacência e faz com que se julgue mais no direito de ter as coisas. A raiva ilumina o individualismo e é um contraponto da dependência, daí seu poder de atiçar o desejo com tanta força. Ela lhe dá a distância de que você precisa. Como hábito, pode ser problemática, mas é inegável que é um estimulante poderoso.

Ao longo dos anos, conheci muita gente como James e Stella, casais que vacilam à beira da austeridade sensual apesar de terem um relacionamento estimulante em todos os outros sentidos. Juntos, investigamos os sentimentos por trás dessa estagnação erótica. Vamos atrás das origens dos bloqueios, bem como da dinâmica que os mantém no lugar. Os casais acham útil começar dessa forma e acham reconfortante saber que entender o passado pode ajudar a mudar o presente.

SOBRE A IMPORTÂNCIA DE SER INSENSÍVEL

Em geral, achamos que quanto mais intimidade tivermos com alguém, mais fácil será nos livrarmos de nossas inibições, mas isso é só metade da história. A intimidade realmente alimenta o desejo, mas o prazer sexual também pede distância. A excitação erótica exige que sejamos capazes de deixar por um instante nosso vínculo íntimo, de nos voltarmos para nós mesmos e de nos concentrarmos em nossas sensações. É preciso um egoísmo momentâneo para a conexão erótica.

A capacidade de se afastar da pessoa amada e ao mesmo tempo confiar em sua fidelidade nasce de vínculos infantis seguros. Quanto mais confiamos, mais longe conseguimos nos aventurar. Quando os bebês brincam de "cadê", a distância que suportam é do tamanho de sua mão. O que dá força à brincadeira é a percepção de que, mesmo quando eu não o vejo, você continua existindo. As crianças mais velhas brincam de esconde-esconde sabendo, no fundo, que alguém vai procurar por elas. A emoção de se esconder é acompanhada do alívio de ser achado. A intimidade erótica é uma versão adulta dessa brincadeira. Assim como na infância, quanto mais forte é a ligação, mais coragem temos de estendê-la. Sabemos que a pessoa amada estará esperando nosso retorno, não vai punir nossas buscas egoístas e que pode até aplaudi-las.

Em seu livro *Arousal* [Excitação], Michael Bader associa a ideia de egoísmo ao conceito de inflexibilidade sexual, que define como "a qualidade de desejar o que capacita uma pessoa a se entregar à força total de seus próprios ritmos de prazer e excitação sem culpa, preocupação ou vergonha de qualquer espécie".[6] A explicação de Bader dá ênfase à importância da diferenciação — a capacidade de conservar a individualidade na presença de outrem. Sem essa habilidade, tornamo-nos como James, que não consegue deixar de pensar em Stella o suficiente para ter tempo de sentir o próprio ardor.

A crueza do nosso desejo pode parecer ruim, bestial, até pouco afetuosa. Eros pode parecer predatório, um arrebatamento voraz. Toda culpa que sentimos por nossas necessidades — toda vergonha que sentimos de nossa carência, nossa paixão, nossa indecência — é intensificada na vulnerabilidade primitiva do sexo. Levamos para nossos encontros eróticos íntimos toda uma vida de censuras ao egoísmo no contexto do amor. E os detalhes dessa reprovação estão marcados em nossa matriz erótica. Além do legado da família, também levamos um legado cultural. Somos socializados para nos controlar, para dominar nossos impulsos, para domar nossa parte animal. Então, como cidadãos e cônjuges obedientes, nos editamos e disfarçamos nossos apetites vorazes e escondemos nossa necessidade passageira de tratar como objeto a pessoa amada.

Para muitos, ser inflexível para com o parceiro sexual é algo proibido demais para permitir uma entrega erótica. O egocentrismo inerente à excitação sexual apaga o outro, o que contraria o ideal de intimidade. Os que pensam assim acham que só é seguro serem voluptuosos e lúbricos com desconhecidos ou com pessoas que lhes são indiferentes. O sexo por esporte, a pornografia e o sexo virtual têm em comum os fatores distância e até mesmo o anonimato, que evitam o fardo da intimidade e possibilitam a excitação. Obviamente, essas situações em que não há compromisso emocional costumam ocorrer fora de casa, onde a necessidade de diferenciação é menos intensa. Estar com um parceiro indisponível dá um limite de proteção — se não pode se aproximar muito de alguém, você não precisa temer se deixar apanhar ou perder a individualidade.

No meu entender, cultivar certa inflexibilidade nas relações íntimas é uma solução fascinante para os problemas do desejo. Embora, à primeira vista, possa parecer falta de envolvimento e até de amor, na verdade é uma atitude que só amor e segurança permitem. É uma experiência rara de confiança ser capaz de se abandonar completamente sem culpa ou aflição, sabendo que nossa relação é tão ampla que inclui dois eus inteiros. Atingimos uma intimidade singular no encontro erótico. Ele transcende a cortesia da ligação emocional e concilia nossos impulsos turbulentos e nossos apetites primais. Ao se esfregar, dois corpos geram um calor que não é atingido em manifestações mais mansas de amor. Paradoxalmente, o comportamento insensível é uma forma de se chegar à intimidade. A intimidade erótica nos convida a um desenfreamento em que experimentamos uma doce liberdade. Por algum tempo, afastamo-nos de nós mesmos — dos legados da infância, dos hábitos da relação e das restrições culturais.

Amar o outro sem se perder é o dilema central da intimidade. Se vamos ser capazes de superar as necessidades contraditórias de ligação e autonomia, vai depender do que aprendemos na infância, e muitas pessoas precisam treinar a vida inteira para conseguir isso. É algo que afeta não só nossa maneira de amar, mas também a de transar. Na intimidade erótica, há a promessa contraditória de se perder e se achar. É uma experiência de união e de total egocentrismo, de reciprocidade e de egoísmo. Estar dentro de outra pessoa e de nós mesmos ao mesmo tempo é uma posição dupla que beira o místico. A união momentânea que sentimos com a pessoa amada depende de reconhecermos que somos indissoluvelmente distintos. Para ser um, primeiro é preciso ser dois.

8. A chegada dos filhos: Quando três ameaçam dois

> *Se alguém pensar que filhos vão trazer tranquilidade, autoconfiança ou alegria sem fim, vai ter um grande choque. Os filhos complicam, comprometem, acrescentam trama à história e cor ao retrato, escurecem tudo, trazem medo como nunca antes, tangem o sagrado, explicam a ferocidade da mente humana, desfazem ou refazem parte do passado enquanto lançam sombras ao futuro. Não há tédio com crianças na casa. Os riscos são altos. A voltagem crepita.*
> Anne Roiphe, *Married* [Casados][1]

Sexo produz bebês. Então, é irônico que a criança, a encarnação do amor do casal, tantas vezes ameace o próprio romance do qual é fruto. O sexo, que motivou tudo, muitas vezes é abandonado com a chegada dos filhos. E o impacto na vida sexual do casal não é menor quando os filhos chegam por uma via diferente. Muitos casais que vejo situam o fim de sua vida erótica na chegada do primeiro filho. Por que isso é tão comum?

A transição de dois para três é um dos maiores desafios que o casal enfrentará. Demoramos — anos, não semanas — a achar nossa posição nesse admirável mundo novo. Ter um filho é uma revolução psicológica que muda nossa relação com quase tudo e todos, desde a noção de identidade à relação com o parceiro, os amigos, pais e parentes. Nosso corpo se transforma. Nossas finanças e nossa carreira também. As prioridades mudam, os papéis são redefinidos e o equilíbrio entre liberdade e responsabilidade sofre um remanejamento colossal. Nos apaixonamos pelo bebê, e, como já constatamos com nossa cara-metade, paixão é algo de uma intensidade tamanha que nos faz deixar de lado tudo o mais. A constituição de uma família pede uma redistribuição de recursos, e por algum tempo parece haver menos para o casal: menos tempo, menos comunicação, menos sono, menos dinheiro, menos liberdade, menos contato, menos intimidade, menos privacidade. Embora os casais se digam felizes com uma família em crescimento e realizados individualmente, essas mesmas mudanças são descritas como difíceis para o relacionamento dos dois.

Com o tempo, a maioria acaba se encontrando outra vez dentro desse novo contexto familiar. No máximo, ganhamos mais experiência nos cuidados básicos que uma criança exige. Estabelecemos o apoio de que precisamos. Instituímos uma divisão de trabalho, tanto no âmbito doméstico quanto no profissional, que satisfaça a todos. Providenciamos creche; fazemos amizade com outros pais; roubamos bocadinhos de tempo e conseguimos breves intervalos para nós mesmos. Com sorte, dormimos a noite toda. Voltamos à academia, voltamos a ler uma revista antes de sair o número seguinte e conseguimos criar um espaço em que podemos estar juntos como adultos.

Para alguns, é aí que o romance começa a voltar. Relembramos como é bom transar, como nos deixa bem e nos une. Como disse minha amiga Clara: "É fácil esquecer que, antes de sermos pais, éramos amantes. O sexo reafirma isso. E me faz lembrar que escolhi Meyer porque o amo; eu tornaria a escolhê-lo hoje. Para mim, isso é romântico".

Às vezes a atração volta, unindo o casal; às vezes não volta, e o casal acaba se afastando. Recuperar a intimidade erótica nem sempre é fácil. Muitos alegam que, atualmente, pais de qualquer classe social vivem sobrecarregados de trabalho e esgotados. Praticamente não têm mais tempo para o sexo e o deixam de lado para tratar de assuntos mais urgentes. A vida familiar pode dar a sensação de ser uma triagem permanente: o que necessita da minha atenção imediata e o que pode ficar para mais tarde? Hierarquizamos as exigências conflitantes: o Crucial, o Importante, o Sonhado, o Obrigatório, o Negligenciável, o Irrelevante, o Tanto Faz, o Quem Sabe Um Dia, o Só Na Próxima Vida. O sexo cai para o último lugar da lista de afazeres, nunca cedendo essa posição para outras tarefas mais corriqueiras.

Por que a ligação erótica com o parceiro acaba tão relegada? Será que uma louça não lavada é mesmo um caso sério, ou há algo mais por trás da misteriosa disposição em renunciar ao sexo? Talvez alguma coisa específica na cultura americana moderna reforce o cansaço erótico dos pais e mães. Ou talvez seja simplesmente muito difícil, para qualquer um, adotar o erotismo no contexto familiar.

PAIS E FILHOS, S.A.

Segurança e estabilidade ganham um sentido novo quando os filhos entram em cena. Todo livro sobre bebês dá ênfase na rotina, na previsibilidade e na regularidade. Para se sentir confiante a ponto de partir para explorar o mundo por conta própria, a criança precisa de uma base segura. Os pais precisam ser constantes, confiáveis e responsáveis. Plantamo-nos com firmeza no chão para que nossos filhos aprendam a voar. E mesmo antes da chegada de um filho, revemos nossas apólices de seguro de vida, compramos um carro com air bags e nos mudamos para o melhor bairro que pudermos (ou seja, o mais seguro). Passamos a beber menos, finalmente deixamos de fumar e começamos a guardar alguma coisa na geladeira além de latas de cerveja e condimentos.

Fazemos isso tudo por nossos filhos, mas também por nós mesmos. Diante da situação desconhecida que é ter um filho, tentamos estabelecer o máximo de segurança possível. Procuramos conter o imprevisível estruturando. Organizamos; estabelecemos prioridades; ficamos sérios. No processo, deixamos de lado o que é frívolo, imaturo, irresponsável, agitado, excessivo e improdutivo, pois essas coisas entram em conflito com a tarefa em questão: criar uma família. "Eu me livrei da minha moto quando Jimmy nasceu. Já não tenho mais permissão de morrer num acidente de moto." "Sou escultor, mas aceitei esse trabalho de fazer apresentações de Power Point para uma sofisticada firma de investimentos porque o salário e os benefícios são ótimos e terei estabilidade depois de uns cinco anos, de modo que não vou precisar me preocupar com aposentadoria e posso botar todo o meu dinheiro extra no fundo para a faculdade de Becky" (tudo isso dito num fôlego só). "Para mim, acabaram-se as festas até as cinco da manhã agora que preciso acordar às cinco e meia, ou, quando o neném me dá um desconto, às seis e quinze."

"Antes das crianças, a gente resolvia tudo na hora. Resolvíamos acampar, jogávamos a barraca no carro e íamos. Eu ligava para Dawn do escritório às cinco e quinze para falar de uma banda que ia tocar às nove da noite, e ela sempre ia me encontrar. Agora, compramos ingressos de temporada, mas acabamos dando metade deles."

A vida familiar se desenvolve numa atmosfera de conforto e consistência, mas o erotismo está na imprevisibilidade, na espontaneidade e no risco. Eros é uma força que não gosta de ser constrangida. Quando entra no ritmo da repetição, do hábito ou das regras, começa a morrer. Transforma-se então em tédio; às vezes, com mais violência, em repulsa. O sexo, um precursor da perda do controle, é carregado de incerteza e vulnerabilidade. Quando os filhos entram em cena, nossa tolerância para com essas emoções desestabilizadoras cai vertiginosamente. Talvez por isso elas sejam com tanta frequência relegadas à periferia da vida familiar. O erotismo se desenvolve num solo em que a família evita pisar.

Muitos ficam tão envolvidos no papel de pais que não conseguem se libertar, mesmo quando podem.

— Vi que estávamos com problema quando eu sequer cogitava em transar enquanto os brinquedos não estivessem todos guardados — confessa, com relutância, Stephanie. — E depois tem a louça, a roupa para lavar, as contas, o cachorro. A lista é interminável. Parece que as tarefas sempre levam a melhor, e a intimidade entre mim e Warren se perde nessa roda-viva. Se alguém me perguntasse: "O que você prefere fazer, limpar o chão da cozinha ou transar com seu marido?", claro que eu escolheria transar. Mas na vida real? Eu empurro Warren e pego o pano de chão.

É fácil falar mal do pano de chão. Como muitas mães (sim, mães), Stephanie não gosta de fazer faxina, embora se sinta compelida a ter a casa arrumada para mostrar que é uma mãe realizada. Ela se vê irresistivelmente atraída para a limpeza, como se a ordem externa trouxesse paz interna. E, até certo ponto, traz. Por mais odiosa que seja sua lista de tarefas, cumpri-las dá a sensação de controle e eficiência. Um estoque de biscoitos para três semanas de lanche; armários arrumados; sapatos para até dois números acima — estas são atividades com resultados mensuráveis e imediatos, muito mais administráveis que as questões sem soluções prontas e os sustos que enfrentamos na educação dos filhos.

Os filhos são uma bênção, um deleite, um milagre. São também um cataclisma em miniatura. Esses queridos intrusos suscitam em nós um profundo sentimento de vulnerabilidade e descontrole. Temos pavor de lhes acontecer algo terrível ou, pior ainda, de perdê-los. Eles nos mantêm reféns de uma ansiedade permanente, pois os amamos muito e queremos protegê-los a todo custo. Podemos abafar essas ideias assustadoras ou nos tornar obsessivos, mas, num caso ou no outro, queremos acertar. Eles estão bem? Como você sabe? Será que eu soube tratar disso, ou é melhor começarmos a poupar também para a terapia, não só para a faculdade? Diante dessas questões intimidantes, Stephanie corre para o pano de chão, mesmo quando não precisa, porque assim tem um mínimo de controle num ambiente emocionalmente caótico.

Aliás, até pouco tempo atrás Stephanie era bem bagunceira.

— Antes das crianças, eu jamais limparia o porta-ovos da geladeira. Eu vivia no caos, livros e papéis para todo lado, e nunca me senti perdida com isso. Me sentia à vontade. Agora, tenho a necessidade de me esforçar pelo meu ambiente. Sou eu contra a bagunça, minha luta pessoal contra as forças do caos que eu sei que vão tomar o poder no minuto em que eu virar as costas para ver tevê ou, Deus me livre, transar com meu marido.

Antes do nascimento de Jake, Stephanie era gerente numa firma internacional de navegação. Sempre planejara voltar a trabalhar depois da licença-maternidade, mas mudou seus planos. Não conseguia se imaginar longe de seu bebê; e, depois de fazer as contas, viu que quase todo o seu salário acabaria indo mesmo para a babá. Cinco anos depois, chegou Sophia.

— Com um menino de cinco anos e uma menina de dois, sou mãe em tempo integral. O tempo que me sobra, eu o quero para mim. Quando Warren se aproxima, tenho a sensação de que é mais um querendo alguma coisa de mim. Sei que não é a intenção dele, mas é como me sinto. Não me sobra nada para dar.

— Quando a intimidade sexual passou a ser uma necessidade só dele? Você não sente falta também? — pergunto.

Ela dá de ombros.

— Mais ou menos. Fico pensando que vai voltar a acontecer, mas não posso dizer que sinto falta.

Enquanto o desejo de Stephanie permaneceu estagnado, a frustração de Warren aumentou.

— Já tentei de tudo — diz ele. — Ela pede ajuda, eu ajudo. Lavo a louça. Deixo-a dormir até tarde nos fins de semana; saio com as crianças para ela poder ter um tempo sozinha. Mas, sabe, eu também trabalho. Passo o dia inteiro cumprindo prazos. Não fico de pernas para o ar. Ela acha que eu só penso em transar, mas não é isso. Quero chegar em casa e estar com minha mulher às vezes, e só encontro uma mulher que virou totalmente mãe. Tudo gira em torno das crianças. O que precisamos planejar, o que precisamos fazer, o que precisamos comprar. Será que não dá para fazer uma pausa nisso de vez em quando?

— Já viu o filme *Antes do pôr do sol?* — pergunto. — A certa altura, o personagem principal diz que se sente como se estivesse dirigindo uma creche junto com uma ex-namorada.

— Exatamente! — exclama Warren.

— Vocês se divertem alguma hora? — pergunto.

— Ah, sim. Fazemos muita coisa em família, eu adoro. No fim de semana passado, fomos colher maçãs. Andamos de bicicleta, vamos ao parque, esse tipo de coisa. As crianças são fantásticas; rimos muito. Stephanie é uma mãe incrível. Está sempre procurando alguma coisa nova para fazermos juntos.

— Juntos *à deux*, ou a turma toda?

— A turma toda — resmunga ele.

O EROTISMO REDIRECIONADO

Stephanie é supercriativa: projetos artísticos, caminhadas, idas a museus, shows de marionetes; fazer biscoitos, decorar biscoitos, dar festas do biscoito. Não se passa um dia sem que ela esteja pensando numa atividade divertida e nova para fazer com as crianças. O amor maternal vibra de entusiasmo. Vendo Stephanie com a família, nota-se que sua energia alegre não desapareceu com a maternidade. Sua vida é cheia de novidade e aventura, mas tudo gira em torno das crianças, deixando Warren carente. As crianças são a aventura, agora.

Se concebermos o erotismo não como sexo em si, mas como uma energia vibrante e criativa, é fácil ver que Stephanie tem essa energia de sobra. Mas seu erotismo já não gira em torno do marido. Em vez disso, foi canalizado para os filhos. Jake sai regularmente para brincar com os amiguinhos, mas Stephanie e Warren só saem juntos três vezes por ano: nos respectivos aniversários e no de casamento. Sophia sempre tem a última novidade da moda infantil, mas Stephanie só usa moletom. Para cada vinte filmes de censura livre, eles alugam um impróprio para menores. São abraços langorosos para as crianças, enquanto os adultos têm que sobreviver à base de selinhos.

Isso me leva a outro ponto. Stephanie sente um prazer físico enorme com os filhos. Que fique bastante claro: ela sabe a diferença entre sexualidade adulta e a sensualidade de cuidar de filhos pequenos. Como todas as mães, jamais lhe passaria pela cabeça buscar gratificação sexual com os filhos. Mas, em certo sentido, ocorreu uma substituição. Em alguns aspectos, a sensualidade na relação das mulheres com os filhos está muito mais em consonância com a sexualidade feminina em geral. Para elas, muito mais que para os homens, a sexualidade coexiste com o que o historiador italiano Francesco Alberoni[2] chama de "princípio de continuidade": o erotismo feminino é difuso, não restrito aos genitais; se distribui pelo corpo, pela mente e pelos sentidos. É tátil e auditivo, ligado ao olfato, à pele e ao toque; a excitação é geralmente mais subjetiva que física e o desejo surge numa rede de emoções.

Há inúmeras experiências sensuais no contato físico existente entre mãe e filho. Acariciamos a pele sedosa dos filhos, beijamos, seguramos no colo, embalamos. Mordemos seu narizinho, eles tocam nosso rosto, lambemos seus dedos, deixamos que nos mordam quando seus dentes estão irrompendo. Eles nos cativam, e podemos passar horas a contemplá-los. Quando nos devoram com aqueles olhões, ficamos perdidamente apaixonados, e eles também. Essa união extática tem uma semelhança espantosa com a ligação física entre amantes. Na verdade, quando Stephanie descreve o arrebatamento inicial de sua relação com Warren — olhares prolongados, fins de semana na cama, linguagem infantil, mordidinhas —, os ecos são inconfundíveis. Quando diz: "No fim do dia, eu não tenho mais nada para dar", acredito nela. Mas também entendo que, no fim do dia, ela talvez não precise de mais nada.

Toda essa brincadeira e esse envolvimento íntimo com o desenvolvimento dos filhos, toda essa ligação carnal captou a potência erótica de Stephanie em detrimento da intimidade e da sexualidade do casal. É o redirecionamento do erotismo. Sua energia sublimada é deslocada para os filhos, que viram o centro de sua gratificação emocional.

OS FILHOS COMO ÍDOLOS

O prazer sensual de cuidar de filhos pequenos é natural e universal. De um ponto de vista evolutivo, é também uma emoção sábia — o vínculo da mãe com o filho é uma resposta psicológica poderosa para garantir a sobrevivência dos bebês. No entanto, eu gostaria de discutir, de um lado, o vínculo pais-filho, e, do outro, uma cultura recente que ampliou esse vínculo a níveis estratosféricos.

O foco intenso de Stephanie nos filhos não é uma mera idiossincrasia — não é simplesmente seu estilo pessoal, é uma mania bastante recente que tomara já tenha chegado ao auge. A infância é, sim, um estágio crítico da vida que inevitavelmente moldará o futuro da criança, mas as últimas décadas marcaram o início de uma ênfase na felicidade infantil que faria nossos avós estremecerem. A infância foi tão santificada que já não parece ridículo um adulto se sacrificar inteiramente a fim de promover um desenvolvimento perfeito e indolor de sua cria — dedicando-se em tempo integral e exclusivamente ao trabalho de cuidar de criança. Isso está muito longe da época (não tão remota nos Estados Unidos e ainda presente em muitas partes do mundo) em que as crianças eram consideradas bens econômicos coletivos e as mulheres tinham muitos filhos na esperança de conservar alguns. Já não fazemos os filhos trabalharem. Hoje, os filhos dão sentido à nossa vida.

Enquanto isso, o individualismo americano, com sua ênfase na autonomia e na responsabilidade pessoal, nos deixou entre a cruz e a espada em relação à vida familiar. De um lado, idealizamos sentimentalmente nossos filhos e nos são cobrados recursos emocionais e materiais consideráveis; de outro, evidentemente, falta à sociedade fornecer apoio público para completar seu projeto fundamental. Os serviços — medicamentos, creche e educação — estão além do alcance até de muitas famílias de classe média. Em nossa cultura individualista, "privatizamos" falhas da política pública vendo-as como fracassos pessoais. Ficamos, assim, com unidades domésticas isoladas: pais esgotados de tanto trabalhar, privados dos parentes, da rede familiar e de assistência institucional real. Com a vovó a 4200 quilômetros e uma creche de qualidade custando uma fortuna por ano (e o preço continua subindo), os casais mal conseguem respirar; não resta espaço, tempo nem dinheiro.

A importância da educação dos filhos, aliada à escassez de recursos, afeta especialmente as mães, que são as mais sobrecarregadas nos casais heterossexuais. E o problema não termina aí, já que temos como pano de fundo o romantismo que marca o casamento moderno. Não só queremos ser os pais perfeitos e dar tudo aos nossos filhos; queremos também que nossa relação conjugal seja feliz, realizada, sexualmente excitante e emocionalmente íntima. Nossa cultura aponta a felicidade do casal como requisito para a sobrevivência da família. Só que essa felicidade exige cuidado e atenção, o que compete com a "convivência integral" com os filhos, estilo adotado por muitos pais. O romance utópico é fulminado pelas realidades da vida em família. Stephanie se sente sobrecarregada porque de fato está.

WARREN QUER SUA MULHER DE VOLTA

Stephanie e Warren encarnam uma configuração conjugal comum: ela está totalmente dedicada às crianças, exausta e sem interesse por sexo; ele está frustrado e solitário. Ela se irrita por ter que assumir todas as responsabilidades da casa; diz que estaria mais disposta para transar se ele ajudasse mais. Ela gostaria de uma intimidade física sem a obrigação de partir logo para o ato sexual e vê como falta de sensibilidade as exigências dele. Ora o culpa, ora se culpa.

Warren se sente deslocado e reclama que há anos ouve uma ladainha de desculpas.

— Primeiro, ela estava muito enjoada, depois, muito cansada, depois, muito gorda. Então Jake nasceu, e foi o corte do períneo, a amamentação, os mamilos doloridos. "Agora não, estou dando de mamar a Jake. Agora não, acabei de dar de mamar a Jake. Agora não, tenho que dar de mamar a Jake depois." Aí, ela estava muito fora de forma. Transamos um pouco quando estávamos tentando um segundo filho, mas agora voltamos à estaca zero.

Quando me procuram, eles estão presos num padrão. Ele toma a iniciativa; ela o repele; ele se sente rejeitado e se retira; ela se sente sozinha e ainda mais desconfiada das investidas sexuais dele.

— Não nos damos bem o suficiente para eu sequer tentar — ela se queixa.

Os dois se culpam pela infelicidade sexual, e cada um acha que cabe ao outro melhorar a situação.

Estou preocupada com eles e manifesto minha preocupação. Não porque eu pense que um casal não possa ter uma relação viável sem sexo — a ausência de desejo sexual, quando é mútua, não necessariamente indica insatisfação. Há muitas formas de se ter uma relação formal feliz, e nem todas incluem sexo. Porém, se uma parte realmente sente falta de sexo e não consegue envolver a outra, é acionada uma perniciosa espiral descendente. Para esses parceiros cronicamente desapontados, a ausência de intimidade sexual cria um deserto emocional. Mais cedo ou mais tarde, a situação fica péssima. Eles se rebelam e encontram sexo em outro lugar: na internet, em envolvimentos sem compromisso, com prostitutas, em casos mais longos. Ou então saem de casa, mesmo que precisem esperar as crianças crescerem. Ou continuam juntos, mas tão amargurados e ressentidos que seria melhor se separarem. Warren e Stephanie parecem estar seguindo numa péssima direção.

O que Stephanie não vê é que, por trás da insistência desagradável de Warren, há um desejo de contato íntimo com a esposa. Para ele, o sexo é um prelúdio à intimidade, um caminho para a vulnerabilidade emocional. Ela reage como se ele fosse mais uma criança carente, não vê que não é só para ele, mas para si também. Como muitas mulheres, ela tem dificuldade de desligar o modo "tomar conta". É tão organizada mentalmente em termos do que faz para o resto das pessoas que não reconhece quando algo lhe é oferecido.

O que Warren acha intolerável é sentir que suas investidas estão tendo o efeito oposto ao que pretende. Ele está desesperado por um lampejo de desejo por parte de Stephanie, mas quer que esse lampejo esteja ali súbito e inteiro, como acontece com ele. Explico que esperar que nosso parceiro esteja a fim só porque estamos é decepção na certa. Tomamos a falta de desejo como uma rejeição pessoal e esquecemos que um dos grandes elixires da paixão é a expectativa. Não se pode forçar o desejo, mas se pode criar uma atmosfera propícia. Ouvir, convidar, beijar. Se aproximar, elogiar, ser romântico e seduzir. Todas essas táticas ajudam a compor um substrato erótico pelo qual é mais fácil seu parceiro ser surpreendido.

Mesmo antes de engravidar, Stephanie tinha uma sexualidade mais receptiva que ativa. Seu desejo raras vezes surgia espontaneamente. Naquela época, o papel de Warren era complementar: compensava a timidez dela com sua assertividade. Fazia Stephanie se sentir desejada e desejável, além de desejosa. Seduzia-a devagarinho, despertando-lhe pouco a pouco os sentidos, e ela respondia com avidez. Essa receptividade, tão marcada no início do namoro, encobria sua passividade sexual (traço comum a muitas mulheres).

Sugiro a Warren que sua mulher talvez seja mais receptiva se ele tiver o trabalho de cultivar nela o desejo, em vez de simplesmente monitorá-lo. Para Stephanie, amor e tesão são inseparáveis. Ela precisa se sentir íntima para autorizar a vulnerabilidade do sexo; do contrário, sente-se tratada como objeto.

— Às vezes tenho a sensação de que ele só quer se aliviar. Não tem nada a ver comigo — diz. — Isso me deixa completamente sem vontade.

Digo a Warren:

— Stephanie precisa que você assuma o controle, mas você não pode simplesmente comprar uma passagem para ela: precisa fazer com que ela se interesse pela viagem. Você tem um papel importante como o guardião da chama. Agora, ela só se sente pressionada. Seus convites são bruscos e intrusivos. Ela acha que você só quer sexo. Prove a ela que não é isso.

PROCURAR STEPHANIE

Para mim, foi mais difícil alcançar Stephanie, pois não conseguíamos nos separar facilmente das pressões ideológicas ocultas na nossa conversa. Se eu valorizasse as necessidades de seu marido, corria o risco de parecer estar negando as dela. Como convidar uma mulher a voltar a se ligar com seu corpo e sua sexualidade, independentemente dos filhos, quando ela não se interessa por nenhum dos dois, ou quando sente que não merece ou que está sendo exigida além de seus limites? Como evitar a cilada de oscilar entre as necessidades dos filhos e as do marido, deixando as próprias insatisfeitas? Eu não queria impor uma preconcepção do sexo que aumentasse a pressão sobre ela.

O que eu lhe disse foi o seguinte:

— Você nunca vai ouvir de mim que precisa se forçar. Não tem nada pior que sexo por obrigação. Mas eu acho, realmente, que sexo é importante: para você, para seu casamento e para seus filhos. Estou intrigada com sua disposição a abandonar uma parte sua tão importante. Como é que a imensa lista de necessidades dos seus filhos não inclui pais que fazem sexo?

Muitas mulheres têm dificuldade para integrar sexualidade e maternidade. Nossa cultura coloca no mesmo nível dedicação materna e altruísmo: autossacrifício, autoabnegação, autonegação. Stephanie passou anos colocando os filhos em primeiro lugar e esquecendo totalmente de si mesma. Renunciou à liberdade e à independência — ambas pedras angulares do desejo — e renunciou à individualidade. Redescobrir seu eu erótico, separado do eu maternal, é crucial. Juntas, sondamos o adormecimento de sua sexualidade. Exploramos seu histórico: como a sexualidade se manifestava em sua família quando ela era pequena e como foram suas primeiras experiências. Ela me conta como a mãe tratava o tema de forma esquisita, nunca sendo franca, apenas fazendo referências veladas à moral e ao pecado. Ela jamais pensou na mãe como um ser sensual. A história talvez esteja se repetindo.

Conversamos sobre como sua identidade sexual mudou com a gravidez, o parto, a amamentação e a maternidade. Colocando suas experiências pessoais num contexto cultural mais amplo, discutimos como a política da maternidade, o mito da castidade e a medicalização da gravidez e do parto conspiram para privar a maternidade de seus elementos sexuais. Recomendo uma joia de livro: *Sexy Mamas* [Mães sexy], de Cathy Winks e Anne Semans,[3] que discute sexualidade e maternidade de uma forma acessível, realista e positiva. Sugiro que ela o deixe à mão na mesa de cabeceira.

Essas conversas foram uma tentativa de reintroduzir o sexo na paisagem psíquica de Stephanie, de ajudá-la a pensar em si como um ser sexual. Durante anos, ela deixou seu desejo nas mãos de Warren, que foi encarregado do erotismo do casal (bem como dos pneus, do gramado e do lixo). Sei que estamos percebendo alguma coisa quando ela deixa escapar:

— Minha vida sexual nunca foi muito bem-sucedida. Tenho raiva de Warren por se sentir no direito a algo que eu não me permito!

Juntas, mudamos o foco da autonegação para a autoconsciência. Exploramos como ela pode recuperar o direito ao prazer, com sua ameaça inerente de egoísmo, sem se sentir uma péssima mãe. Uma consequência dessas discussões é que Stephanie faz algo radical (para ela): vai passar o fim de semana fora com a irmã, deixando Warren e as crianças se virarem sozinhos. Chegar a esse ponto deu muito trabalho, mas sinto que, antes de poder se abrir para o sexo, ela precisa ampliar o domínio do prazer pessoal. Passando a ser mais generosa consigo mesma, ela pode — espero eu — ser mais receptiva ao marido.

Não gosto muito de passar dever de casa em terapia, ainda mais quando a lista de afazeres domésticos já é interminável. No entanto, para mudar, agir é imprescindível. Então, no fim de uma sessão, peço que Warren e Stephanie façam, cada um, uma coisa de modo diferente nas próximas semanas. Não precisam falar sobre ela, pois o objetivo não é o resultado, mas a intenção.

— Eu gostaria que vocês se alongassem: que fizessem alguma coisa, qualquer coisa, além dos limites do conforto.

A Warren, digo:

— Tendemos a fazer para os outros o que gostaríamos que eles fizessem para nós, mas não necessariamente é o que eles querem. Em parte, esse exercício serve para trabalhar e respeitar as diferenças entre vocês dois. Antigamente, você corria atrás de Stephanie com muita criatividade, mas agora não. Em geral, e não é só você, seguimos o princípio de que só precisamos correr atrás do que ainda não temos. Só que, para manter o interesse do nosso parceiro, precisamos ser mais sedutores, não menos.

Nesse ponto, o sexo foi rebaixado ao que Warren quer e ao que lhe faz falta. Stephanie deixou de ser receptiva para ser reativa. É uma posição passiva, em que sua força principal é a recusa. Sugiro a ela:

— Tenha em mente que há algo limitador num não peremptório. O que realmente o magoa é a rejeição categórica. Você pode encontrar mais liberdade em "Talvez", ou "Vamos nos beijar", ou até em "Me convença". Warren, mais que qualquer pessoa, pode ajudá-la a redescobrir a mulher que existe dentro da mãe. Você consegue imaginar recrutá-lo em vez de afastá-lo? Convide-o a convidá-la e veja o que acontece.

Consumida pela maternidade, Stephanie se precipitou em não levar em conta o valor inerente à persistência de Warren. A meu ver, Warren lhe lembra constantemente que a intimidade erótica é importante. Com ele, ela pode começar a se desapegar do vínculo com os filhos e transferir de volta um pouco de sua energia, investindo-a em si mesma e em seu casamento. Quando o pai tenta alcançar a mãe e a mãe o reconhece, redirecionando sua atenção, toda a família se reequilibra. Os limites geográficos são retirados e refeitos, delineando-se áreas exclusivas para adultos. Tempo, recursos, brincadeiras e diversão são redistribuídos, e a libido é convocada a deixar a aposentadoria forçada.

Ao trabalhar com casais gays e lésbicos, percebi que essas dinâmicas se replicam sempre que só um dos pais, a despeito do gênero, se encarrega das crianças. Como não sofrem as restrições da tradicional divisão de funções —

mulheres em casa, homens no trabalho —, os casais homossexuais oferecem uma base de comparação útil. Vejo que a pessoa que assume o papel de cuidador principal quase sempre sofre transformações semelhantes às de Stephanie: total envolvimento com a rotina dos filhos, perda da individualidade e maior dificuldade de sair da montanha de afazeres (uma compulsão frustrante, mas ao mesmo tempo fonte de segurança).

O papel do pai mais autônomo é ajudar o cuidador principal a se soltar dos filhos e realocar energia para o casal. "Deixe os brinquedos por ora, ninguém vai lhe dar uma medalha, vá tirar uma soneca." "Você não precisa fazer essas tortas, já fez muita coisa hoje." "A babá está aí, vamos sentar dez minutinhos e tomar uma taça de vinho antes que ela vá embora." É uma abordagem diferente da "divisão de trabalho" tradicional, uma abordagem que dá ênfase à responsabilidade compartilhada e à reciprocidade e respeita a atividade interdependente de ambos os parceiros.

Quando Warren pergunta "Quer?" e Stephanie finalmente responde "Me convença", a dinâmica entre eles começa a mudar, pois tem fim o antagonismo, substituído por uma reciprocidade que já deveria existir há muito tempo. Pedir que ele a ajude é, em si, assertividade sexual. E Warren, finalmente liberto das súplicas, pode agir para recuperar sua mulher. Seu papel como guardião da chama ganha um significado novo.

SUSPENDENDO O EMBARGO ERÓTICO

Warren e Stephanie estão no rumo certo, mas as forças de Eros ainda não estão alinhadas. Os mais elaborados rituais de sedução de Warren vivem sendo frustrados pela atribulada vida doméstica. A vida deles gira em torno dos filhos num nível absurdo: fins de semana de beisebol e festas de aniversário; filhos que vão se deitar apenas meia hora antes dos pais; porta sempre aberta para o leito conjugal. Em seis anos, Warren e Stephanie não passaram um único fim de semana a dois. Pararam de incluir suas próprias necessidades no orçamento familiar, e a baby-sitter é considerada um luxo raro, não uma prioridade. Em resumo, eles nunca se reservaram tempo e espaço para relaxar e recarregar as energias, seja como indivíduos, seja como casal. Já sem se concentrar um no outro, voltaram-se para os filhos para compensar o que lhes falta.

Há um tempo venho notando que a centralidade na criança não é apenas uma questão de estilo; às vezes, é também uma configuração emocional. Os filhos são, de fato, fonte de afeição para os adultos. Seu amor incondicional e sua total devoção dão sentido a nossas vidas. O problema surge quando procuramos neles o que já não conseguimos no parceiro: um sentimento de que somos especiais, que importamos, que não estamos sós. Ao transferir essas necessidades emocionais adultas para os filhos, nós os sobrecarregamos. Para se sentirem seguros, os filhos precisam saber que seu poder e o que lhes pedem implicitamente têm limites. Precisam que tenhamos nossas relações amorosas. Quando estamos emocional e sexualmente satisfeitos (pelo menos de modo razoável; não vamos exagerar), proporcionamos aos nossos filhos independência, liberdade e segurança.

Se querem voltar a se divertir juntos, Warren e Stephanie precisam se libertar, emocionalmente e na prática, do foco desproporcionado nos filhos. A espontaneidade é desejável, mas a realidade de uma vida de família exige planejamento. Os casais que não têm filhos podem começar a transar quando lhes dá na telha, mas os que têm precisam ser mais práticos. Seja uma saída à noite periódica, um fim de semana fora a cada dois meses ou uma meia hora a mais no carro, o importante é que demarquem um território a que só eles tenham acesso. Quando Warren e Stephanie desgostam da ideia de sexo premeditado, reajo:

— Planejar pode parecer banal, mas exige intencionalidade, e intencionalidade dá ideia de valor. Quando vocês fazem planos para transar, estão reafirmando seu vínculo erótico. Era o que faziam quando estavam namorando. Pensem nisso como preliminares prolongadas: passando de vinte minutos para dois dias.

O planejamento se revelou de maior utilidade para Stephanie.

— A ideia de Warren de um encontro romântico é a seguinte: ele me procura para transar às onze horas de uma terça-feira e, quando o rejeito, diz: "Que tal um encontro amanhã?". Tive que explicar a ele que, para mim, relação sexual com hora marcada não é encontro. Preciso sair de casa. Quero uma comida que eu não precise fazer, uma louça que eu não precise lavar. Quando saímos, conversamos, nos beijamos, brincamos. Podemos terminar uma frase sem ser interrompidos. Ele presta atenção em mim, e me sinto sexy.

Não só os programas ajudam a manter a ligação emocional tão crítica para Stephanie como também a ajudam a fazer a transição da mãe em tempo integral para a amante.

— Durante muito tempo, quando eu pensava em sexo, era no sentido de como evitá-lo. Saber que vamos sair juntos me ajudou a me preparar para a ocasião. Eu me cuido. Tomo um bom banho, depilo as pernas, me maquio. Faço um esforço especial para sair do negativismo e me permitir simplesmente ser sensual.

A história de Stephanie e Warren é típica do efeito que a chegada dos filhos tem sobre o erotismo, mas é só uma entre muitas. É a história de um casal de classe média heterossexual, branco, casado formalmente, cujos ideais igualitários e aspirações românticas foram desfeitos na transição do dois para o três. Meu trabalho com eles não terminou. A situação melhorou bastante, mas, para esse casal, e para essa mulher, cuidar de crianças pequenas não combina com erotismo. Desconfio que, quando chegarem ao estágio seguinte da vida — quando as crianças estiverem na escola em tempo integral e Stephanie tiver voltado a trabalhar, como planeja —, surgirá uma energia nova. Enquanto isso, pensar no problema apenas como uma fase numa relação duradoura os ajuda a se manterem pacientes e esperançosos.

EXISTEM MÃES SENSUAIS, SIM

Hoje, quando nos tornamos pais, em geral já temos uma identidade sexual plenamente desenvolvida. Todos nos beneficiamos quando a sexualidade foi desvinculada da reprodução. Como usuários regulares do controle da natalidade, foi-nos concedido o privilégio de brincadeiras sem risco que podem prosseguir por anos. Gostamos do desejo com impunidade, pelo menos por algum tempo; e esperamos satisfação sexual nas relações formais. Para nossos pais e avós, o sexo depois dos filhos não era tão diferente do antes — havia sempre a ameaça da gravidez e do peso da responsabilidade daí decorrente —, mas, para os *baby boomers* e as gerações que se seguiram, ter filhos atrapalha o estilo de vida liberado e autogratificante. O "choque do bebê" é tanto mais irritante porque temos um termo de comparação. "Você adorava sexo", "A gente passava horas transando" e "Eu sabia deixar você com tesão" são lamentos que ouço o tempo todo. Ficamos tão surpresos quanto ressentidos quando a condição de pais põe um fim brusco à nossa diversão.

Homens e mulheres enfrentam essas mudanças, mas não da mesma forma e certamente não em pé de igualdade. A liberação que tanto reforçou a sexualidade das mulheres ainda não cruzou o limiar da maternidade, que não perdeu a aura de moralidade e mesmo de santidade que sempre teve. A dessexualização da mãe é a base das culturas tradicionalmente patriarcais, o que faz com que a invisibilidade sexual das mães modernas ocidentais pareça particularmente aguda. Talvez seja nosso legado puritano que despoje a maternidade de seus componentes sexuais; talvez estejamos convencidos de que a lascívia não combine com o dever maternal.

É claro, há diferenças culturais de sobra neste vasto país. Minha amiga June logo me lembra que nem todos os americanos vieram da Europa.

— Nós, negros, não deixamos de ter nosso quinhão de problemas sexuais, mas temos bem menos complexos que os brancos — diz ela. — Sexo é uma parte natural da vida, não um segredo sujo. Meus filhos sabem que faço sexo; eu sabia que meus pais faziam. Eles botavam o Marvin Gaye na vitrola, fechavam a porta do quarto e diziam que era melhor não batermos na porta.

Minha amiga argentina brinca ao contar que seu marido a chama de "mamãe" na cama — que forma melhor de assimilar o tabu? Minha colega espanhola Susanna me conta que, em Madri, seu maior trunfo sexual é seu lindo filho de três anos.

— Em Nova York, é meu sotaque, meu cabelo, minhas pernas, mas, definitivamente, não meu filho.

Minha paciente americana Stacey, uma mulher branca que mora no Brooklyn com a filha, entende bem essas diferenças demográficas.

— Os únicos homens que dão em cima de mim são o pediatra das Índias Ocidentais, o dentista russo, o padeiro italiano e o porto-riquenho da mercearia. Os brancos? Nem pensar! Se estou com meu filho, eles nem me olham.

Um homem de mãos dadas com um filhinho provoca uma reação muito diferente. Não é só o poder que é afrodisíaco; um homem andando pela rua com uma criancinha nos ombros transmite estabilidade, compromisso e afeição. Para quase todas as mulheres (e alguns gays), isso é sexy.

Em seu livro *Paris to the Moon* [De Paris para a Lua], Adam Gopnik contrasta o modelo assexuado de reprodução americano com a visão mais voluptuosa dos franceses.[4] "Todos os livros americanos sobre gravidez começam com o Teste, não com o Ato." E prossegue: "Em Paris, [a gravidez] é uma consequência do sexo, e, com ajuda e aconselhamento, você pode se ver livre dela para fazer mais sexo. Em Nova York, a gravidez é uma ala da medicina;

em Paris, um capítulo de educação sentimental, uma estranha consequência dos prazeres do corpo".

Apesar da onipresença da visão americana, muitas mulheres se insurgem diariamente contra a negação do eros. Para elas, a maternidade anuncia uma confiança sexual e uma feminilidade recém-encontradas e até a recuperação do corpo. Um dia, tive uma sessão com Stephanie e logo depois uma com Amber. As duas tinham rotinas incrivelmente parecidas, mas suas experiências eram completamente diferentes. Amber me contou:

— Eu recusava o sexo sem nem pensar. Vai saber por quê? A negação de todo e qualquer desejo, até mesmo da fome, foi o modelo que minha mãe de 47 quilos criou para mim. Antes de ter filhos, sempre que meu marido me perguntava se eu queria comer, eu também dizia que não. Era automático, eu nem registrava de verdade a pergunta.

"Agora, conheço razões mais profundas para recusar o sexo: o cansaço desesperado da maternidade recente; a raiva aparentemente inesgotável que sinto do meu filho de dois anos por acordar o irmãozinho recém-nascido; a amargura de sentir que não tenho apoio, que sou um burro de carga para nossa casa e nossos filhos. E mesmo assim, sou eu quem sente sede de sexo, quem pede ou fica emburrada por não ter. Passo o dia inteiro dando de formas muito físicas: amamentando, cozinhando, me abaixando para catar brinquedos, carregando criança no colo, trocando fralda. Depois de alguns dias preparando sanduíches e ouvindo CDs infantis, sendo só uma participante do mundo dos meus filhos e excluída do meu, quero minha taça de xerez, minha música e meu homem. Quero me livrar do cabelo desarrumado, da camisa babada e da calça suja de cheeseburger que são, para mim, o 'corpo da mãe'. Sempre que posso, ponho esse corpo na cama junto com as crianças."

Outra paciente, Charlene, está aprendendo com as crianças:

— Meus filhos me ensinaram a ser gulosa. Meu bebê de quinze meses é capaz de passar meia hora mamando no meu peito, sair para brincar e voltar minutos depois para mamar mais. Ele faz que não quando ofereço leite na caneca ou na mamadeira, levanta minha blusa e choraminga até eu desabotoar o sutiã para ele. Quando vê meu mamilo, ele sorri, arrulha e cai de boca. Meu filho de três anos quer meu colo, meu tempo e minha atenção sempre que pode roubá-la do irmão. Ele me diz como devo posicionar meu corpo no chão, como empurrar o caminhãozinho, não sente culpa nem vergonha em declarar com qual dos pais quer brincar ou qual deles quer que o ponha na cama. Claro que nem sempre as crianças têm o que querem, mas fico impressionada com a facilidade de transmitirem o desejo entre corpo e mente. Elas se permitem sentir de uma forma que eu já havia esquecido, ou que havia sido treinada para abandonar; vê-las me deixa mais consciente do meu próprio corpo e me lembra meu próprio desejo.

Para Renee, a gravidez marcou o início de uma autoaceitação que ela nunca sentira.

— Foi uma experiência restauradora para mim. Fui vítima de abuso sexual em criança e sempre detestei qualquer sinal de feminilidade no meu corpo. Passei 25 anos em guerra com as minhas coxas. Fui hospitalizada por distúrbio alimentar um ano antes de engravidar. Eu era tão magra que não podia sequer cogitar engravidar. Não menstruava regularmente fazia anos. Assim que eu vi aquele sinal positivo no teste de gravidez, tudo mudou. Foi a primeira vez na minha vida que a comida se descontaminou. Eu adorava ver meu corpo amadurecer. Pelo menos uma vez na vida, meus peitos estavam naturalmente redondos, e eu estava muito orgulhosa. Quase todas as minhas amigas reclamavam de desconforto e de terem engordado, enquanto eu finalmente deixava de ver problema em uma aparência feminina. Tive parto normal; foi intenso. Fiquei espantada com o que meu corpo era capaz de fazer e de aguentar. Eu era muito mais capaz do que pensava. Desde então, quando faço amor, busco essa intensidade.

Para Julie, mãe de três filhos, a maternidade trouxe uma identidade nova que é bastante positiva.

— Quando eu tinha vinte e poucos anos, me vestia igual um garoto: blusa largona, jeans e tênis. Era uma negação total da ideia de feminilidade, coisa que, no meu feminismo, eu via com muita desconfiança. Achava que a beleza fazia da mulher um objeto e não acreditava que um homem pudesse me querer sem ser só para transar. Hoje em dia, minhas calças têm algum estilo, são mais justas, mais interessantes; minhas blusas são decotadas. Finalmente sou o tipo da mulher que meu pai italiano reconheceria e que faria minha mãe corar: ávida, sexy, autoconfiante. Por quê? Porque agora me sinto segura. Não preciso chamar a atenção de ninguém. Estou totalmente enredada nas necessidades e nos desejos alheios (quatro homens, no caso). E estou encontrando liberdade neste lugar, onde não há jogo de poder. Não preciso responder a ninguém que eu já não tenha escolhido. Como mãe, não tenho medo de ser sexual e sensual, de afirmar meu desejo.

QUANDO PAPAI CANTA O BABY BLUES

Para cada homem como Warren, que se sente sexualmente abandonado quando sua esposa se torna mãe, há um como Leo, cuja libido foge no caminho da sala de parto para casa. Que as mulheres sentem menos desejo com a chegada dos filhos não é novidade. Podemos não gostar, mas é compreensível. E quando é o pai que já não consegue erotizar a mãe de seus filhos? Essa história, embora tão comum quanto a outra, é admitida com muito menos frequência.

Quando Carla e Leo vieram me ver, ela já não sabia mais o que fazer. Os dois estavam juntos havia dezessete anos: os primeiros seis foram um delírio carnal; os quatro seguintes, o caos dos bebês; e os últimos sete, uma escassez sexual. De conversar, ela passou a implorar, depois a gritar, depois a trair. Teve algumas relações passageiras e um caso mais sério. Ele descobriu, ela ameaçou pedir o divórcio, ele sugeriu a terapia, e cá estão eles.

Carla diz:

— Cansei de desculpas. Ele diz que é o trabalho, o estresse, o pai doente, que precisa levantar cedo, que não tem malhado e por isso está sem energia; é dor nas costas, é meu hálito, meu peso, o peso dele. Passei muito tempo achando que o problema era comigo, mas cansei. Amo esse homem, estou disposta a ficar com ele, mas não consigo viver assim.

Leo diz:

— Sempre me considerei muito competente sexualmente. A gente brinca dizendo que quebrávamos os móveis quando começamos a namorar; era muita paixão. Nunca enxerguei a chegada das crianças como um momento definidor na minha vida em termos sexuais, mas é evidente que mudou alguma coisa dentro de mim.

Fico sabendo que Leo começou a se distanciar na primeira gestação de Carla e que eles não tiveram contato sexual nenhum nos últimos meses da gravidez. Ele chegava do trabalho cada vez mais tarde. Carla estranhou, mas nunca o confrontou.

— O que mudou para você quando ela se tornou mãe? — pergunto.

— O que ela significava na minha vida. Ela deixou de ser minha amante, minha parceira e minha mulher para ser exclusivamente a mãe do meu filho. Depois, a mãe dos meus dois filhos. Durante um tempo, eles precisavam dela totalmente, e por mim estava tudo bem. Achava a coisa mais incrível do mundo nossos filhos dormirem com a gente, para ela amamentar durante a noite. Não tinha nada de ciúme. Sou um pai muito amoroso e atencioso.

— Como era lamber o seio de uma mulher em período de amamentação? — pergunto.

— Era estranho. Toda a coisa física era meio estranha. Eu assisti aos dois partos, e preciso dizer que isso não foi nada bom para nossa vida sexual.

— Sei que o parto tem toda uma áurea de que é um momento mágico, o milagre da vida e tal, mas parece que ninguém quer reconhecer o fator nojo — tranquilizo-o. — Não é politicamente correto confessar que ver a esposa dar à luz pode ser repulsivo. Tem um personagem num dos livros de Alice Walker, o sr. Hal, eu acho, que depois de acompanhar o parto da parceira não consegue tocar nela nunca mais, nem em nenhuma outra mulher. Diz que nunca mais quer fazer alguém passar por aquilo.

— É um pouco radical, mas, sim, fiquei diferente com ela, mais cauteloso, não tão livre. Acho que eu já não conseguia ser agressivo ou apaixonado ou desejoso dela, não conseguia me entregar completamente, o que era o nosso normal antes. Foi uma mudança, sem dúvida.

— Você não podia fazer isso com a mãe dos seus filhos?

— Pelo visto, não — responde ele.

— Vamos falar sobre essa questão da dualidade entre a mãe e a prostituta — proponho. — Ela tem raízes psicológicas profundas. Muitos homens acham difícil erotizar a mãe de seus filhos, têm a sensação de algo regressivo, incestuoso, edipiano. Mas você precisa lembrar que ela não é sua mãe. Recomendo você buscar alguma coisa que introduza um pouco de objetivação saudável. Qualquer coisa que a diferencie da "mãe".

Carla passou a sessão toda quase muda, mas na semana seguinte vejo que ela prestou atenção. Rindo, ela me conta a seguinte história:

— Eu queria muito me soltar com Leo. Queria fazer um boquete com envolvimento, demorado, dos bons. Não aquela chupada obrigatória, educada. Mas eu me lembrei desse problema da esposa como "a mãe". Será que ele me deixaria? Então eu comecei e disse: "Olha, a gente pode fazer umas transas diferentes e você pode chamar do que quiser, mas se quiser que eu continue esse boquete, vai ter que pagar. Cem paus se quiser uma chupada dessas. Cem paus". Achei que seria divertido envolver dinheiro e tal, mas o que eu queria mesmo era ver se Leo conseguiria esquecer aquela mãe. Bem, não se paga à mãe dos seus filhos por um boquete, não é mesmo? Foi um ótimo experimento, só digo isso.

— Que tal você começar a aceitar cartão de crédito? Deixe uma máquina de cartão ao lado da cama — brinca Leo.

Já faz anos, mas não esqueço a história da intervenção erótica divertida de Carla. Num gesto só, ela capturou e subverteu toda a questão: como resgatar a amante da mãe. Leo não conseguia expressar a crueza do desejo à mãe de seus filhos, uma mulher digna de amor e respeito. Carla resolveu arriscar, interveio no padrão e convidou o marido a uma cumplicidade erótica; desmascarou as repressões e entrou no papel de mulher provocante, depravada, que exigia pagamento em troca. Nessa encenação explícita, a concupiscência de Leo finalmente se manifestou.

FUGINDO DO CERCO DA VIDA FAMILIAR

Ter um filho é uma das maiores aspirações humanas. Em certo sentido, nosso objetivo com a reprodução — seja biologicamente ou de tantas outras formas de se formar uma família — é não morrer. Reservamos um cantinho no ciclo da vida e assim inscrevemos nosso nome no curso da história. Ultrapassamos a mortalidade ao deixarmos algo — alguém — para trás: um representante de nossa união. Nessa concepção, um filho é uma expressão de um desejo. É puramente um gesto de afirmação da vida. Quão cruel é vê-lo erodir a própria força que lhe deu origem.

É inquestionável que os filhos tornam a ligação erótica mais difícil de sustentar. Culpemos as exigências da rotina, indispensável ao bom funcionamento da vida familiar, mas que diminui a espontaneidade; o desgaste inegável dos recursos do casal, que passa a ter menos tempo, menos dinheiro e menos energia para dedicar um ao outro; a invisibilidade sexual da mãe, tão arraigada em nossa psique que tanto homens quanto mulheres reforçam. Há muitas maneiras de nos fecharmos sexualmente na família, levados pelo pressuposto de que esconder o sexo das crianças é protegê-las.

Para muitos pais, a ideia de um jardim secreto inspira todo tipo de sentimento, desde culpa e ansiedade até as gradações mais benignas de constrangimento. Temos medo de que nossa sexualidade adulta traumatize nossos filhos, que seja imprópria ou perigosa. Mas quem estamos protegendo? Crianças que veem os pais à vontade expressando afeição (discretamente, dentro de limites apropriados) têm mais chances de abraçar a sexualidade com a saudável combinação de respeito, responsabilidade e curiosidade que ela merece. Se censuramos nossa sexualidade, coibimos nossos desejos ou renunciamos a eles, transmitimos tais inibições intactas à geração seguinte.

Há tantas razões para abrir mão do sexo que os que não o fazem têm muitos méritos. Os casais corajosos e determinados que mantêm a ligação erótica são, acima de tudo, os que a valorizam. Quando notam o desejo em crise, ficam ativos e se empenham em tentar ressuscitá-lo. Sabem que não são os filhos que apagam a chama do desejo — são os adultos que não conseguem mantê-la viva.

9. Carne e fantasia: No santuário da mente erótica encontramos um caminho direto para o prazer

> *Toda a fauna da imaginação e sua vegetação marinha se perdem e se perpetuam nas zonas penumbrosas da atividade humana como em uma cabeleira escura. É aí que surgem os grandes faróis da mente, semelhantes na forma a signos menos puros. Um lapso humano abre a porta do mistério, e eis-nos nos reinos da escuridão. Um passo em falso e uma sílaba truncada revelam o pensamento de uma pessoa.*[1]
> Louis Aragon

Catherine chegou à puberdade 22 quilos acima do peso. Invisível aos garotos, muitas vezes rejeitada, era a "amiga feia" que ficava vigiando a porta enquanto as colegas namoravam. Hoje, é uma bela mulher casada há quase quinze anos. Ela e o marido encenam uma fantasia em que ela é uma prostituta de luxo. Os homens pagam uma nota pelo prazer de sua companhia — desejam-na tanto que estão dispostos a pagar uma pequena fortuna e arriscar o emprego e o casamento por um pouquinho de seu tempo. Quanto mais chocantes as transgressões deles, mais ela vale. Catherine se vinga das humilhações passadas ao provocar tamanho deslumbramento nos homens. Em seu teatro, ela vai à forra dos sofrimentos e frustrações da adolescência.

A esposa de Daryl se queixa:

— Ele não consegue nem se decidir sobre um restaurante, e quer me amarrar no sexo? Que maluquice é essa?

A dificuldade de Daryl em se afirmar no dia a dia encontra uma válvula de escape poderosa em suas fantasias de dominação. Na coreografia ritualizada e consensual da submissão e da dominação, sua agressividade pode se manifestar com segurança. Seus desejos são respeitados, seu medo de ir longe demais é contido e seu poder masculino proporciona prazer em vez de dor.

Lucas, um gay declarado que cresceu numa cidadezinha do sul de Illinois, passou anos fingindo ser heterossexual, com pavor de ser descoberto. Era atleta no colégio e até transou com uma líder de torcida que o procurou na frente de outras pessoas, pois sabia que seria suspeito rejeitá-la. Agora, na casa dos trinta, ele diz:

— Dei o fora daquela cidade para poder ser abertamente gay sem que isso ameaçasse minha vida. Hoje em dia, às vezes me vejo caminhando na praia de nudismo de Aquinnah fingindo ser heterossexual para atrair os homens. É outra história. Hoje, só dou uma de hétero para pegar alguém. Felizmente, são tantos os gays que se excitam com héteros que não me falta opção!

Emir é e sempre foi um homem de uma mulher só.

— Sempre tive amigas, amigas verdadeiras, mulheres que amei e com quem fiquei durante anos. Sou assim. Já estou com Althea há cinco anos. A gente se dava maravilhosamente bem na cama, mas desde que tivemos um filho, há seis meses, ela deu uma boa esfriada. Tenho que usar todo o meu arsenal de sedução para conseguir alguma coisa, isso quando consigo. Em geral, eu me satisfaço sozinho. — A fantasia preferida de Emir é transar com duas mulheres ao mesmo tempo. — Deve ser ótimo receber tanta atenção.

Muitos homens heterossexuais nutrem fantasias que são variações sobre o tema da mulher onissexual, aquela que não precisa ser seduzida para o sexo. Ela não precisa de estímulo, porque está sempre a fim. Ela não diz: "Como você pode pensar em sexo quando temos tanto o que fazer?". Ela só pede mais, mais, mais. Ela não faz o parceiro se sentir mal por querer sexo, porque quer tanto quanto ele. Quando duas francesas convidam você para dormir com elas, pode ter certeza de que nenhuma delas vai dizer: "Hoje não, querido, estou muito cansada".

O PÃO DO POBRE

Até pouco tempo atrás, as fantasias sexuais eram malvistas. Eram consideradas pecado pelo cristianismo e mais tarde passaram a ser, aos olhos da psicologia moderna, uma perversão limitada a insatisfeitos e imaturos. Mesmo hoje, muitos acreditam que as fantasias nada mais são que um consolo para os frustrados e os impossibilitados de transar por falta de coragem, interrupção do desenvolvimento ou barriga grande; entendem as fantasias sexuais como coisas que gostaríamos que acontecessem na realidade.

— Se meu marido realmente tivesse atração por mim, não precisaria ver fotos de mulheres de peito grande — queixa-se uma mulher.

Uma outra diz:

— Quando imagino outros homens me violando, tenho a sensação de estar traindo meu namorado. Que tipo de mulher quer ser estuprada?

Eu também tinha a visão estreita de que a fantasia sexual era o pão do pobre, o alimento dos empobrecidos em termos sensuais. Ensinaram-me a enxergá-la como um sintoma de neurose ou imaturidade, ou como uma idealização romântica impregnada de erotismo que ocultava a verdadeira identidade do parceiro e prejudicava as relações concretas. Eu estava empacada na fronteira entre o imaginário e o real, sem conseguir entrar na complexidade da mente erótica. Felizmente, a curiosidade me fez perguntar a meus pacientes sobre o assunto, mas, quando eles me contavam suas fantasias, eu ainda não sabia como processá-las. Era como assistir a um filme russo maravilhoso sem legenda: eu não entendia, embora percebesse a beleza das cenas.

Com o passar do tempo, o pensamento nessa área evoluiu, e agora consideramos a fantasia um componente natural da sexualidade adulta. Deixamos de vê-la apenas como uma compulsão furtiva (ou um desejo perverso de uma minoria insatisfeita). Ampliamos nosso foco. Filósofos e clínicos como Michel Foucault, Georges Bataille, Ethel Spector Person, Robert Stoller, Jack Morin, Michael Bader e dezenas de outros provocaram uma mudança imensa no entendimento da profundidade e da riqueza da imaginação erótica: o que é e do que é capaz.

Em meu trabalho, passei a ver a fantasia como um valioso recurso imaginativo, seja cultivada individualmente, seja em conjunto. A possibilidade de ir a qualquer lugar na mente é uma pura expressão de liberdade individual. A imaginação é uma força criativa que nos ajuda a transcender a realidade. Ela nos permite fugir de vez em quando, o que funciona como poderoso antídoto contra a perda da libido nas relações de longo prazo. Em resumo, o amor e a ternura ganham sabor com o tempero da imaginação.

As fantasias — não apenas as sexuais — também têm poderes quase mágicos de cura e renovação. Recuperamos os seios confiscados pela mastectomia, caminhamos como fazíamos antes do acidente; voltamos no tempo, somos jovem de novo, podemos ser o que já não somos mais e que talvez nunca tenhamos sido: perfeitos, fortes, belos. Reencontramos a pessoa amada que já morreu e revivemos transas apaixonadas com o parceiro que não nos excita mais. As fantasias consertam, compensam e transformam. Por alguns momentos, estamos acima da vida e da morte.

Quanto mais ouço e sondo, mais aprecio a astúcia da mente: sua energia, sua eficiência imaginativa, suas qualidades terapêuticas e sua força psicológica. Nossas fantasias combinam a singularidade de nossa história pessoal com a pluralidade da imaginação coletiva. Cada cultura tem seus incentivos e proibições para definir o que é atraente (*American Idol!* Monica Lewinsky!) e o que é proibido (coroinhas! Monica Lewinsky!). Os voos da fantasia conectam o possível ao permissível. A imaginação é a alquimia que transforma a confusão de ingredientes psíquicos no ouro puro da excitação.

Em meu trabalho com casais, explorar as fantasias sexuais abre um manancial de informações sobre a vida interna dos indivíduos e as dinâmicas do casal, pois são um recurso engenhoso para superar todo tipo de conflitos em torno do desejo e da intimidade. O psicanalista Michael Bader[2] (cujo incisivo livro *Arousal* discute os sentimentos subjacentes à fantasia) explica que, no santuário da mente erótica, encontramos um espaço seguro para nos despirmos das inibições e dos medos. Ali, recusamos e eliminamos os limites impostos pela consciência, a cultura e a autoimagem.

Se somos inseguros e pouco atraentes, em nossas fantasias somos irresistíveis. Se desejamos uma mulher retraída, em nossas fantasias ela é insaciável. Se tememos nossa agressividade, em nossos anseios mais íntimos podemos ser ameaçadores sem o risco de magoar o outro. Se não temos coragem de pedir algo, em nossa imaginação o outro conhece nossas necessidades antes mesmo de nós. Se achamos que não devemos transar com alguém, em nosso teatro particular podemos nos entregar a ele sem ter que responder por isso

— fizemos o que ele queria, não éramos nós. A fantasia expressa o problema e dá a solução. É um espaço ardente, sem inibições. Que alívio descobrir que nossa vergonha virou curiosidade, nossa timidez virou assertividade e nossa impotência virou soberania.

A fantasia, porém, nem sempre assume a forma de cenários elaborados roteirizados. Muitos acham que, se não criarem tramas cuidadosamente orquestradas e personagens bem delineados, não estão fantasiando. Isso é muito comum entre as mulheres, que parecem ter mais dificuldade de aceitar seus pensamentos sexuais em geral. Minha paciente Claudia uma vez me descreveu, com detalhes, como gostaria que seu marido a procurasse: imaginava uma dança de sedução lenta que se desenvolvia ao longo do dia, com conversas provocantes, beijinhos na nuca, carinhos, sorrisos e olhares cúmplices.

— Quero que ele toque no meu braço sem encostar no meu peito. Quero que ele me provoque, que avance um pouquinho e depois recue, para me dar água na boca. Quero ter que *pedir* a ele para pegar no meu peito — explica ela.

— E se ele fizesse mesmo essas coisas? — pergunto.

— Nossa vida sexual seria totalmente diferente.

Menos de vinte minutos depois, quando lhe pergunto sobre suas fantasias, ela é categórica:

— Não tenho fantasias. Jim, sim, mas eu, não. Ele adora ménage.

Fico perplexa.

— Está brincando? Toda a sua descrição de preliminares e expectativa é uma fantasia. Realidade é que não é, concorda?

No meu entender, fantasia sexual inclui qualquer atividade mental que gere desejo e intensifique o entusiasmo. Esses pensamentos não precisam ser cheios de imagens nem bem definidos. Muitas vezes não são articulados, são mais sensações que cenas, mais sensuais que sexuais. Praticamente qualquer coisa pode entrar na imaginação erótica: recordações, cheiros, sons, palavras, horas do dia específicas, texturas — tudo pode ser considerado fantasia desde que acione o arco do desejo.

Em seu livro *Men in Love* [Homens apaixonados], Nancy Friday afirma:

> Uma fantasia é um mapa de desejo, domínio, fuga e dissimulação; a rota que inventamos para navegar entre os recifes e baixios da ansiedade, da culpa e da inibição. É um trabalho de consciência, mas em reação a pressões inconscientes.

O fascinante não é só o que a fantasia tem de bizarro, é também o que tem de compreensível; cada uma nos dá um quadro consistente e coerente da personalidade — o inconsciente — de seu criador, embora este possa considerá-la o capricho aleatório do momento.[3]

SILÊNCIO, POR FAVOR!

Os paradoxos simbólicos e a irracionalidade de nossa paisagem mental erótica permitem que se tenha uma ideia fascinante e reveladora de nosso íntimo. As fantasias expressam verdades sobre nós que são difíceis de enxergar de outra maneira, nos revelam em nudez total e, ao seu modo misterioso, transmitem nossos desejos mais profundos.

Mas, tratando-se de ruminações íntimas, em geral não gostamos de falar sobre elas nem com nosso parceiro (ou muito menos com eles). Numa época em que intimidade gira em torno da revelação de verdades pessoais desconfortáveis, o silêncio erótico se mantém como norma. As pessoas podem até falar livremente sobre o que fazem, mas são poucas as que revelam o que lhes passa na cabeça.

No nível mais básico, essa relutância decorre de um simples constrangimento. Quase todo mundo aprende desde cedo a não dizer o que pensa e a não tocar no próprio corpo. A alguns foi passada uma mensagem mais estrita, que transformou a curiosidade inocente em vergonha duradoura. Educados no silêncio, herdeiros de uma inegável desconfiança do sexo, não é de admirar que estes relutem em compartilhar seus pensamentos mais íntimos. Ao se abrir, eles correm o risco de ser ridicularizados e até julgados. Minha paciente Zoya resumiu bem isso:

— Pela educação que tive, não existia gostar de sexo, quanto mais falar no assunto. Quem gostava de sexo eram pessoas imorais e pervertidas que ficariam cegas e com as mãos peludas. É claro que fiquei de boca calada.

Se um não fala, os outros também não falam. Muitos vivem suas fantasias sexuais sozinhos (apesar da onipresença pública do sexo). Uma vez que não sabem o que os outros pensam ou fazem, as pessoas não têm um termo de comparação para avaliar se são normais. Temem ser diferentes e, portanto, anormais.

Isso não seria um problema tão grande se nossa imaginação erótica se comportasse melhor, mais de acordo com nossa persona pública. Na geografia erótica interior, todos temos lugares que nos são caros. É possível que pelo menos em alguns deles precisemos entrar sorrateiramente, fugindo do cão de guarda da consciência. O homem que adora fazer amor suave com a esposa não precisa se esconder — idem a mulher que sonha com uma dúzia de rosas espalhadas na cama. Nada nas aspirações românticas deles é motivo para desconforto ou culpa. Todo mundo deveria ter a mesma sorte. Uma imaginação povoada com senhorinhas e cavalheiros tão atenciosos e educados passaria com facilidade por todos os conselhos de ética internos. Mas a mente erótica raramente é tão dócil.

O que nos excita muitas vezes entra em choque com nossas convicções morais e ideológicas. A feminista que deseja ser dominada; a vítima de abuso que infunde seu erotismo sexual com suas experiências traumáticas; o marido que se imagina com a babá (ou a stripper, a massagista, a atriz pornô) para incrementar seu prazer com a esposa; a mãe que acha sensual o contato tátil com o filho e, sim, erótico; a esposa que se masturba pensando no ex-namorado psicopata com quem ela jamais se casaria; a garota que se imagina com o cara que viu na academia para conseguir gozar com o namorado.

Achamos que deve haver algo errado conosco por termos pensamentos tão lascivos — que esse tipo de fantasia não cabe na vida erótica da mulher bem-casada, que dominação e objetivação não têm um lugar legítimo na mente de um marido e pai íntegro.

Quanto maior o desconforto com a imaginação erótica, maior a culpa e a vergonha e maior o poder dos censores internos. Ralph vive com Sharon há quinze anos. Pelo que todos dizem, são um casal muito feliz, mas, logo depois que foram morar juntos, Ralph se viu fantasiando todas as vezes que faziam amor. Sua amada Sharon era sempre substituída por uma adolescente de dezessete anos no escurinho do cinema. Para Ralph, sua vida interior parece uma guerra tribal: o amante terno de um lado e o bolinador lascivo do outro. Um dia, ele confessou:

— Isso não combina comigo. Eu nunca tocaria numa adolescente. Sou uma pessoa decente e não consigo ligar os pontos. Não tenho como confessar isso a Sharon. Mal consigo confessar a mim mesmo.

Na verdade, a imaginação erótica é alimentada por uma quantidade de sentimentos que estão longe de serem apropriados: agressividade, luxúria crua, carência infantil, poder, vingança, egoísmo, ciúme (para citar apenas alguns). Esses sentimentos, que têm residência permanente nos relacionamentos íntimos, ameaçam a estabilidade emocional e infernizam o amor. É muito mais fácil, e às vezes mais sábio, prendê-los nas raias de imaginação, onde não podem fazer mal. Nas antecâmaras da mente erótica, as regras de conveniência são totalmente distorcidas, muitas vezes admitidas unicamente para serem pisoteadas. Fronteiras proibidas são atravessadas, papéis sexuais são invertidos, o pudor é corrompido e desequilíbrios de poder são generosamente representados, tudo em nome da excitação. Na fantasia, vivemos o que não temos coragem de fazer na realidade.

JONI E RAY

A reclamação de Joni é mais ou menos a seguinte:
— Ray acha que eu não gosto de sexo. Mas eu gosto, sim, ou pelo menos gostava. Só que não tanto com ele. Não tenho tesão nele, e acho que nem ele em mim. Não vejo saída. Só tenho 29 anos. É muito cedo para parar de transar.
— Existe uma idade certa para parar de transar? — pergunto a ela. — Talvez possamos escolher uma data mais tarde. No momento, prefiro saber o que você quer de Ray e não está recebendo.
— Quero que ele seja mais homem, e nem acredito que estou dizendo isso. Nem sei o que significa. Parece até que eu quero que ele seja um Neanderthal dos anos 1950. Mas eu não quero um Neanderthal. Minha mãe teve um, e acho que meu pai nunca perguntou o que ela queria na cama ou na vida. Ray é um amor. Um verdadeiro cavalheiro. Ele me respeita e me deixa ser quem sou. Gosto de como nossa relação é fácil, mas sexualmente não mexe nada comigo.
— O que está faltando? — pergunto.
De repente, ela se debruça e agarra meu pulso, não com brutalidade, mas com firmeza.
— É isso que eu quero — diz. Depois, timidamente, encosta no meu braço e acrescenta: — O que recebo é isso.
— Então ele é passivo?

— Mais ou menos. Ele sempre toma a iniciativa, mas de uma forma que me irrita. Só ergue as sobrancelhas e diz: "Humm?". É como se me perguntasse: "Será que eu vou trepar hoje?", como se eu devesse assumir o comando a partir dali.

— Ele não diz "Quero você", ele diz "Você me quer?". É isso?

— É! — grita Joni.

Explico que, para eu entender o que ela quer de Ray, primeiro tenho que entender o que ela quer que o sexo ofereça.

— Se sexo é uma busca — pergunto —, qual é o seu Santo Graal?

Joni revela com bastante franqueza seu passado sexual: as melhores e as piores experiências e o porquê. Ela me dá um monte de informações sobre o ambiente em que foi criada, as primeiras sensações, a idade que tinha quando começou a se masturbar e quando compreendeu o que a masturbação era. Mas me olha perplexa quando lhe pergunto:

— O que o sexo significa para você? Quais são os sentimentos que acompanham seu desejo? O que você busca no sexo? O que quer sentir, expressar? O que reprime?

— Não faço a menor ideia — admite Joni. — Ninguém nunca me perguntou essas coisas.

Todos nós revestimos os encontros eróticos de um complexo misto de necessidades e esperanças. Buscamos amor, prazer e aprovação. Alguns encontram no sexo o local perfeito para se rebelar e fugir, outros procuram transcendência e êxtase, até mesmo comunhão espiritual. O que ouvi de Joni foi um mero relato de experiências. O que eu queria era ter uma ideia dos desejos e conflitos que ela levava para essas experiências.

— Posso lhe perguntar sobre suas fantasias?

Joni empalidece.

— Nossa. Isso é muito pessoal. O que eu faço, ou o que já fiz, não parece nem de longe tão constrangedor quanto o que passa pela minha cabeça.

— Mas é exatamente aonde eu quero chegar com você. Sinto que, se falarmos sobre suas fantasias, vamos conseguir entender o obstáculo que existe entre você e Ray.

Com o tempo, e depois de muita persuasão, Joni expõe uma coleção de quadros eróticos desregrados, lascivos e detalhadíssimos, que compõe desde o início da adolescência. Caubóis, piratas, reis e concubinas desfilam em intermináveis configurações de poder, manipulação e refinada entrega. As tramas mudaram com o passar dos anos, mas a essência, não. O último capítulo acontece na fazenda de seu "marido", onde ela é entregue aos peões como oferenda sexual. Na noite em que chegam, ela é informada de que deve se vestir para o jantar, onde encontrará o pessoal do marido. Este (que, em sua caracterização, não tem nada de Ray) escolhe o traje dela: um vestido elegante e altamente revelador, além de adornos finíssimos — brincos, um diamante solitário entre os seios, saltos agulha. O marido presta atenção a todos os detalhes de sua aparência. Depois do jantar, pede-lhe que se dispa para os homens, para que eles apreciem sua beleza. Ela obedece, apesar de constrangida e até humilhada, e é estranho como isso tudo é empolgante. Ela está completamente à mercê deles e não tenta fugir. Os homens também têm um desafio a cumprir: prever todos os desejos de Joni e levá-la a um êxtase sexual inédito para ela.

— Quer saber do que tenho medo? Tenho medo de ser masoquista, como minha mãe — confessa ela.

— Onde está o masoquismo nessa história?

— Eu me submeto. Sou passiva, sem vontade própria, faço o que me mandam e gosto que me digam o que fazer. O que estou fazendo ali, recebendo ordens dos homens? Odeio receber ordens, não suporto autoridade, mas me excito em me submeter a um bando de caubóis? Não faz sentido nenhum.

— Para mim, faz muito sentido.

— Bem, que tal me esclarecer, doutora?

Explico que a fantasia sexual não funciona como outras fantasias. Se as pessoas me dizem que sonham com umas férias no Taiti, acredito que elas queiram umas férias no Taiti. A ligação entre a fantasia e o desejo real é descomplicada. Já as fantasias sexuais não refletem a realidade da mesma forma; elas envolvem fingimento. É uma simulação, uma representação, não a coisa autêntica, e não necessariamente o desejo dessa coisa autêntica. Tal como os sonhos e as obras de arte, as fantasias são muito mais do que parecem ser. São criações psíquicas complexas, com um simbolismo que não pode ser traduzido como intenção literal.

— Pense em poesia, não em prosa — digo.

Pelo que Joni me contou sobre sua relação com Ray, acho que não há motivo para ela pensar que é masoquista ou passiva. Os caubóis podem controlá-la, mas, em última análise, é ela que os controla. Ela é a autora, a produtora, a responsável pelo elenco, a diretora e a estrela de todo o espetáculo. O número é encenado visando ao prazer, não à dor. Os homens são adoradores, não sádicos. Se estivesse realmente sendo forçada, ela não estaria se divertindo tanto. Embora o meio seja o controle, ela vivencia dedicação. As tramas são apenas um caminho seguro para o prazer.

Quando explico a Joni que sua fantasia parece girar mais em torno de atenção e vulnerabilidade, seu alívio é palpável. Ela é uma alcoólatra em recuperação, portanto não se surpreende em saber que tem problemas de dependência. Passou a vida inteira negando sua necessidade de apoio, enquanto, no íntimo, desejava alguém que cuidasse dela. Só não havia perigo em depender do álcool, um amigo confiável e sempre presente. E, acima de tudo, que nunca pedia nada em troca.

Aos treze anos, Joni se candidatou a um colégio interno por iniciativa própria, foi aceita e saiu de casa para nunca mais voltar. Na época, considerava-se ambiciosa, mas, em retrospecto, vê que foi uma tentativa de fugir da problemática distribuição de necessidades e recursos que governava a economia emocional da família. Com o passar dos anos, teceu uma rede de amizades sólidas que a educou de várias maneiras, mas, no fim, nem o internato, nem a carreira, nem o álcool e nem mesmo os amigos a protegeram da dependência ou do atoleiro de vulnerabilidades que o amor íntimo acarreta.

Segundo ato: Entra Ray. Ele mesmo se diz um homem simples. É o resultado feliz de uma socialização masculina bem-sucedida: independente, seguro de si e capaz de lidar com os próprios problemas. Não é como os sujeitos com quem Joni costumava sair: artistas lutando para sobreviver, egocêntricos e emocionalmente evasivos. Fugiam de relacionamento dizendo coisas como: "Não vamos colocar rótulos. Por que a gente não vê onde vai dar?" e "É porque gosto de você que não posso ficar com você". Ray, ao contrário, deixou claro que estava interessado. Ligava quando prometia ligar, nunca se atrasava e planejava bem os encontros.

— Ele prestava atenção ao que eu dizia. Perguntava sobre mim e se lembrava das minhas respostas. Eu estava acostumada com uns relacionamentos que podiam chegar a seis meses transando com a pessoa sem nunca discutir o que aquilo significava ou aonde ia dar. Ray era diferente. Gostava de mim e não tinha medo de dizer.

A franqueza de Ray, sua constância e seu carinho deram a Joni uma paz e uma segurança que ela nunca tivera numa relação romântica. Ela se encantava com a capacidade que ele tinha de saber intuitivamente do que ela precisava, e o fato de ele parecer não precisar de quase nada era um bônus.

— Que tentação irresistível ter um homem que adivinha suas necessidades — digo. — Me conte, quanto tempo isso durou?

— Não muito. Hoje em dia, tenho a sensação de que vivo precisando pedir tudo a Ray, e às vezes tenho que pedir duas vezes. Não suporto isso.

— Ah, os caubóis vêm em sua ajuda. Parece que a eles você não precisa pedir nem uma vez.

Ao longo da terapia, a toda hora fico impressionada com a intensidade da aversão de Joni a qualquer manifestação de necessidade. Há um exagero na sensação de humilhação e submissão que a necessidade de atenção lhe dá, e começo a ver a relação entre suas fantasias e esse problema emocional. Em suas histórias eróticas coloridas, ela pode estar à mercê de outros sem a terrível sensação de impotência e fraqueza. Os roteiros não trazem os perigos da dependência: impotência, fúria, humilhações. Além do mais (e isso é importante), ela é desejada exatamente pelas qualidades que mais abomina em si na vida real. No refúgio de sua mente, ela transforma a passividade em prazer erótico; o poder vira atenção e o risco reencontra a segurança.

Joni está arrasada com as consequências da dependência em todas as frentes. Repudia a própria carência e também não sabe lidar com as necessidades emocionais dos outros. Resolve isso povoando suas fantasias com caricaturas de machismo, homens fortes que não precisam de cuidados. Eles não pedem, eles exigem. Assim ela é livre do imperativo social da mulher dedicada e seu apetite sexual autocentrado é liberado.

ATRÁS DA MÁSCARA DO CAUBÓI

As fantasias eróticas têm uma misteriosa capacidade de resolver mais de um problema ao mesmo tempo. Enquanto as de Joni certamente falam a seus conflitos individuais, elas também respondem a um tabu cultural contra a sexualidade da mulher em geral. Investimentos enormes foram feitos ao longo da história para manter o desejo sexual feminino contido. É preciso dizer que as mulheres sempre estiveram à altura do desafio de superar esse tabu. Com cada nova recomendação formal, sua imaginação ficou mais resistente. Conscientemente, Joni se identifica com as mulheres em suas histórias, mas também criou os homens e elaborou todos os detalhes. Na verdade, ela representa todos os papéis. Sabe o que significa ser um predador sexual, entende de desejo e insensibilidade. Através de seus caubóis, ela consegue sentir agressividade, egoísmo e poder — atributos tão ligados à masculinidade, em sua mente, que só podem ser expressados por personagens masculinos.

Para muitas mulheres, simulações de sedução forçada são uma válvula de escape segura para a agressividade sexual. A agressividade sexual feminina contradiz de tal forma nossas noções culturais de feminilidade que só podemos dar vazão a ela nessas transposições simbólicas. Deixe que ele, o agressor inventado, manifeste a agressividade que tantas mulheres relutam em manifestar.

Os tão frequentes abusos sexuais de mulheres são um pano de fundo assustador para a hoje banal fantasia de estupro, mas, nessas tramas imaginárias, a agressão não é real. Poucas mulheres inserem um olho roxo ou um corte no lábio em seus devaneios eróticos. O terapeuta sexual Jack Morin[4] argumenta que, nas fantasias, os estupradores não são violentos. Na fantasia, a violência é subvertida pela delicadeza. Através do homem delicado, o homem seguro, as mulheres podem experimentar sem perigo os prazeres da "dominação saudável e da entrega poderosa".

ENQUANTO ISSO, NA FAZENDA...

Em meu trabalho como terapeuta, procuro criar um espaço no qual as pessoas se sintam seguras para falar abertamente sobre sua sexualidade, livres de julgamento e lições de moral. Só isso — que já não é nada simples — já é de grande ajuda. O sexo se torna uma forma tanto de esclarecer conflitos sobre intimidade e desejo quanto de começar a curar essas fissuras destrutivas. Juntas, Joni e eu usamos o texto de suas fantasias para examinar questões críticas entre ela e Ray. Dependência e passividade, agressividade e controle foram sentimentos que ela passou anos renegando. Só eram permitidos na privacidade de sua mente. Ao recuperá-los na terapia, ela chegou mais perto de liberá-los em casa.

Quando deixou de ser aprisionada pela vergonha de suas fantasias, Joni ficou mais relaxada e passou a se aceitar mais. Para sua surpresa, conseguiu se aproximar de Ray com exigências de todo tipo e apenas uma dose modesta de trepidação. Seguiram-se conversas em que obstáculos incríveis acabaram se revelando meros mal-entendidos, que, por negligência, viraram uma bola de neve.

Ray passou anos supondo que Joni desejava delicadeza. Na verdade, ele achava que todas as mulheres queriam ser tratadas com delicadeza, e não entendia por que a pergunta "O que posso fazer por você?" garantia um "Nada!" tão irritado como resposta. Ele não tinha como saber que, para Joni, deixar-se satisfazer sexualmente significava abdicar de toda responsabilidade e se deliciar numa dependência passiva, isenta de culpa. A coisa toda chegou num nível absurdo, em que a rejeição dela despertava a solicitude dele, que, por sua vez, provocava mais rejeição.

Quando Joni convidou Ray a ser mais assertivo e egocêntrico, foi uma liberação tão grande para ele quanto para ela. Pela primeira vez ele sentiu que havia espaço para todos os sentimentos, não apenas os ternos. Joni ficou admirada com a resposta positiva de Ray à assertividade dela. Até na afirmação de seu desejo de ser passiva ela se colocou de forma inédita como sujeito da ação. Como muitas mulheres, ela internalizara a mensagem de que as manifestações ousadas da sexualidade feminina são aviltantes, feias, egoístas e distantes do amor íntimo.

— Eu temia que, se dissesse a Ray: "Faça isso, não faça aquilo, mais devagar, demore mais, assim, assim, assim", ele se sentiria castrado.

Ao se submeter a Ray em tudo em termos de sexo, ao contar com a experiência dele, ignorando a sua, Joni cumpria a secular missão feminina de preservar o ego de seu homem e apoiar a masculinidade dele. Ou imaginava cumprir. Mas suas suposições estavam erradas — porque Ray se excita com o apetite e até com as exigências dela. Para ele, ter uma mulher em pé de igualdade no plano sexual elimina o fardo das conjeturas e a eterna insegurança de nunca saber ao certo se está indo bem. Quando ela é mais direta, ele não precisa se preocupar com ela, e já não se sente diminuído pela reação calmante e morna dela. A exuberância dela o autoriza a fazer algumas exigências também e a experimentar uma entrega irrestrita com a mulher que ama.

Joni nunca contou a Ray suas fantasias, mas entendê-las transformou seu relacionamento, emocional e sexualmente. Quando soube o que buscava no sexo e quando entendeu as barreiras pessoais e sociais que eram um obstáculo para seu prazer, Joni conseguiu se aproximar de Ray e responder a ele de forma muito diferente.

— Agora que está mais claro o que sexo significa para mim — me contou ela —, como quero me sentir ao transar, posso falar com Ray sobre isso sem ter que explicar a fantasia com detalhes. Embora isso já não seja mais uma coisa que me assuste, não há nada aí de que eu me envergonhe ou que tenha medo de enfrentar.

CONTAR OU NÃO CONTAR

Algumas pessoas se excitam em contar ou encenar suas fantasias para o parceiro. Catherine e seu marido planejam seus esquetes com uma cumplicidade sacana. É divertido, é uma novidade e lhes permite ser (e estar com) alguém novo. Diversifica a monogamia.

Mas nem todo mundo quer um ingresso para esse teatro de sedução. A revelação não é um elemento necessário quando se trabalha com a fantasia. Não defendo a transparência total; podemos gostar de guardar nossas fantasias só para nós, e não por vergonha, mas pela intuição de que a exposição ao sol fará com que murchem no pé. Como alternativa, talvez seja uma boa ideia sonhar sozinho, pois podemos não estar na mesma sintonia erótica que a pessoa que amamos.

Tomemos como exemplo Nat e sua namorada, Amanda. As fantasias de Nat não vivem guardadinhas no recesso de sua cabeça; isso está evidente na pilha de filmes à vista em sua prateleira: *Gang Bang 1, Gang Bang 2, Gang Bang 17, Gang Bang 50*. Seu gosto por pornografia é evidente. Ele nunca sentiu necessidade de escondê-lo.

— É um fetiche para mim. Acho que as pessoas nem sempre entendem seus fetiches. Por que tem gente que gosta de sapatos? Não sei. Já tentei entender, mas não entendo. Não estou sendo evasivo. É um interesse antigo para mim, desde a adolescência, independentemente da minha vida sexual real.

Nat poderia ter continuado confortavelmente seus passeios íntimos não fosse Amanda se incomodar com os filmes. (Se bem que ele deveria ter desconfiado que deixá-los à vista levantaria essa questão.)

— Não entendo a violência. Acho assustadora. Mexe com a minha própria vulnerabilidade por ser mulher — diz ela. — É uma coisa meio doentia, sabe?

Amanda vê homens lascivos se aproveitando de mulheres indefesas, mas Nat está assistindo a um filme muito diferente. Quando lhe pergunto quem tem o poder ali, ele logo responde:

— A mulher, sem dúvida.

Para Nat, o tesão é ver a mulher insaciável, a mulher sexualmente poderosa, com vários homens ao mesmo tempo. Não há força nem sofrimento associados a seu prazer.

— Ela quer e gosta. Se não gostasse, eu pararia de ver na hora.

As explicações de Nat são um alívio para Amanda no sentido de que fazem os filmes parecerem menos assustadores, mas ela ainda está magoada porque as mulheres na tela são totalmente diferentes dela.

— Não posso competir com essas mulheres. Se é disso que ele gosta, como pode estar satisfeito comigo? — pergunta ela.

Quando assiste aos filmes, Amanda só pensa no que insinuam sobre ela, não no que transmitem sobre Nat, e se sente rejeitada.

— Gosto dessas mulheres, sim — confessa ele. — Se eu vejo uma garota na rua de top e minissaia de couro e botas vulgares, isso me excita, mas será que quero passar o resto da vida com ela? Não. Quero estragar minha relação com você para ir comer aquela mulher? Não. Já tive atração por esse tipo de mulher, já comi esse tipo de mulher? Sim. Já tive relacionamentos longos com alguma mulher desse tipo? Não. Acho que sei ver a diferença entre sentir tesão e gostar de alguém de verdade. Acho que tenho maturidade suficiente para isso. O que sinto por você é completamente diferente.

Convido Amanda a considerar que o que excita Nat é precisamente o fato de as mulheres em suas fantasias não serem reais. É a própria ausência de complexidade psicológica que alimenta sua libido. Pois, se essas mulheres fossem reais — se tivessem sentimentos, necessidades, inseguranças, opiniões —, nem um armário cheio de botas resolveria. Nessas fantasias, personalidades complexas são reduzidas para conseguir justo o que ele deseja delas. As mulheres nos filmes de que ele gosta precisam ser minimamente vazias (isto é, objetificadas) para absorver as projeções dele e suprir suas necessidades.

Nat evoca imagens do súcubo voraz. Para Joni, são os caubóis, também nada complexos. Para Daryl, é o passante lúbrico na praia. Para Catherine, é o marido no papel de freguês. Nossas fantasias são povoadas com essas personificações de sexualidade desenfreada. Com elas, sentimos um prazer simples ou um desejo irreprimível, livre do constrangimento das emoções complicadas da intimidade adulta. Esses bem-vindos estranhos nos ajudam a evitar as ambiguidades do desejo e as contingências do amor. Embora vivam lado a lado com o amor, não o substituem.

A pornografia heterossexual, majoritariamente produzida por homens e para homens, preocupa-se quase exclusivamente com o que o sociólogo Anthony Giddens chama de "sexo de pouca emoção e muita intensidade".[5] Em parte, satisfaz às necessidades de muitos homens de compartimentalizar a vida sexual e a afetiva, de separar suas relações seguras de seus desejos aventureiros. Mas também satisfaz uma outra necessidade não tão evidente. Enquanto os adversários da pornografia se concentram na agressividade e na violência, Giddens defende que a potência masculina exibida nessas histórias é uma garantia clara contra as inseguranças masculinas, não apenas sexuais. As personagens femininas em muitas obras pornográficas (elas mesmas invulneráveis) neutralizam a vulnerabilidade masculina porque são sempre plenamente receptivas e plenamente satisfeitas. O homem nunca sofre de inadequação, porque a mulher está em um êxtase que é inteiramente obra dele. Ela confirma sua virilidade.

Enquanto Nat ouve minha desconstrução rudimentar da pornografia, sinto que ele preferiria estar em outro lugar. Ele não gostou da ideia de que *Gang Bang 47* na verdade é um filme que atende à insegurança sexual masculina, mas se identifica com a necessidade de uma zona livre de emoção, em que o sexo pode ser desimpedido e cru, e onde todas as vulnerabilidades, inadequações e dependências — deles e delas — podem ser temporariamente suspensas.

Se os vídeos não estivessem ali, eu talvez não tivesse iniciado esse nível de discussão sobre os hábitos dele como espectador. Primeiro, Nat e Amanda não estão juntos há muito tempo, ainda estão aprendendo a conviver, fazendo muitas negociações. Pelos preconceitos, inseguranças e diferenças estéticas de Amanda, senti que seria difícil, para ela, ouvir sobre o que o excita sem se sentir ameaçada.

Por seu lado, Nat não está se tocando muito com as sensibilidades de Amanda. É relaxado em relação aos filmes e (contrariando suas próprias objeções) estava sendo meio evasivo ao alegar não entender o significado disso tudo. O argumento de que a ama muito para erotizá-la daquela maneira é simplista. Expor a vida interior erótica de uma pessoa exige mais sensibilidade e tato do que Nat demonstra. Da mesma forma, entrar no mundo da fantasia de nosso parceiro exige mais noção de independência do que Amanda exibe.

Para uns, é excitante espiar atrás da cortina das fantasias secretas do parceiro; para outros, é um desastre. Além de não enriquecer a cumplicidade erótica, a prejudica. Convidar alguém a entrar no recesso de nossa mente erótica é arriscado. Quando a fantasia é mal-recebida, pode ser devastador. Mas, quando ela é recebida de uma forma que faz com que nos sintamos reconhecidos e aceitos, é muito positivo. Embora a fantasia em si possa não ser um cenário íntimo, sua revelação manifesta e promove amor e confiança profundos.

Ao mesmo tempo, entrar na paisagem erótica do outro requer um esforço de compreensão e um grau considerável de independência emocional. Podemos não gostar do que ouvimos, podemos não achar atraente. Esse nível de objetividade compassiva não é fácil de atingir, especialmente tratando-se de desejo. Se nosso parceiro se excita com algo que nos é estranho, a tentação é primeiro julgar, depois perguntar — ou nem perguntar. O que começa como inquérito pode rapidamente descambar para uma retração que coloca os dois na defensiva. Quando sente uma crítica, a mente erótica se esconde. Ao perder sua privacidade, torna-se reclusa.

Sou uma defensora da privacidade e prefiro que se use cautela em revelações desse tipo. Explorar o erotismo de uma pessoa não significa torná-lo público, e para reconhecer uma necessidade não é preciso mostrá-la em detalhes. Há muitas formas de trazer nosso eu erótico para nossas relações íntimas; nem todas exigem palavras ou exposição direta. Como fazer isso? Dependerá de cada relacionamento e da compatibilidade dos parceiros.

Os tabus culturais que cercam a fantasia erótica são tão fortes que a própria ideia de discuti-la gera ansiedade e constrangimento. As fantasias são mapas das preocupações psicológicas e sociais; ao explorá-las, a pessoa pode se conhecer melhor, passo essencial para a mudança. Quando interditamos o acesso a nosso interior erótico, o sexo fica truncado, sem vibração e não tão íntimo. O que as pessoas não veem é que, num relacionamento, muitas vezes o culpado por tornar o sexo enfadonho e sem graça é o cerceamento da imaginação.

As fantasias são uma expressão poderosa de vitalidade e uma das ferramentas mais poderosas para se manter vivo o desejo. Dar voz a elas pode nos libertar de muitos obstáculos pessoais e sociais que nos afastam do prazer. Entender o mecanismo das fantasias eróticas ajuda a entender o que se busca, sexual e emocionalmente. Nos devaneios eróticos se encontra a energia que nos mantém despertos para nossa sexualidade.

10. A sombra do terceiro: Repensando a fidelidade

P: Existe algum segredo para os relacionamentos duradouros?
R: Infidelidade. Não o ato em si, mas sua ameaça. Para Proust, uma injeção de ciúme é o único remédio para salvar uma relação arruinada pelo hábito.[1]
Alain de Botton, *Como Proust pode mudar sua vida*

Os vínculos do casamento são tão pesados que é preciso dois, às vezes três, para carregá-los.[2]
Alexandre Dumas

O Talmud, a grande compilação da tradição rabínica, conta a seguinte parábola: toda noite, o rabino Bar Ashi se prostrava diante do Deus insondável pedindo para ser salvo do desejo maligno. Sua esposa, entreouvindo-o, pensava: "Já faz alguns anos que ele se afastou de mim. O que o leva a dizer isso?". Então, um dia, quando ele está estudando no jardim, ela se veste como Haruta e vai ao encontro dele. (Haruta era o nome da típica prostituta da antiga Babilônia. A palavra também significa "liberdade" em hebraico.)

— Quem é você? — pergunta ele.
— Sou Haruta — responde ela.
— Quero você — ordena ele.
— Traga-me a romã do galho mais alto — pede ela.

Ele lhe traz a romã e toma a mulher.

Quando o rabino volta para casa, sua esposa está cuidando do fogo. Ele tem uma ereção e tenta penetrá-la. Ela pergunta:

— Por que está fazendo isso?
— Porque aconteceu isso assim-assim — confessa o rabino.
— Mas era eu — responde a mulher.
— Mas eu queria o proibido.

MONOGAMIA MONOLÍTICA

Quando duas pessoas se tornam um casal, elas começam a lidar com demarcações: o que está dentro e o que está fora. Escolhe-se uma pessoa entre todas as outras, estabelecem-se limites naquela união bem-aventurada. Agora começam as perguntas. O que eu tenho liberdade de fazer sozinho e o que devo contar? Vamos nos deitar na mesma hora? Você vai passar todos os Dias de Ação de Graças com minha família? Às vezes é uma negociação direta, mas, em geral, agimos por tentativa e erro. Você vê até onde pode chegar impunemente antes de tropeçar nas sensibilidades. Por que não me pediu para ir com você? Pensei que fôssemos viajar juntos. Um olhar, um comentário, um silêncio machucado — pistas que precisamos interpretar. Sabemos intuitivamente a frequência com que devemos ver e falar com o outro e o quanto ele espera que lhe contemos sobre nós. Peneiramos nossas respectivas amizades e decidimos quão importantes permitiremos que sejam, agora que temos um ao outro. Acertamos as contas com ex-namorados: sabemos a respeito deles, conversamos sobre eles, temos contato com eles? Seja de maneira franca ou velada, demarcamos áreas de privacidade e áreas de convivência.

O marco fundamental é a fidelidade, pois, mais que qualquer outro, ele confirma nossa união. Tradicionalmente, considerava-se monogamia ter um parceiro sexual para toda a vida, como os cisnes e os lobos. Hoje, monogamia passou a significar ter um parceiro sexual de cada vez. (Afinal, até mesmo entre os cisnes e os lobos a monogamia só existe nas aparências.) A mulher que se casa, se divorcia, fica um tempo sozinha, tem vários relacionamentos, torna a se casar, a se divorciar e acaba se casando pela terceira vez pode, ainda assim, satisfazer os critérios da monogamia, contanto que se mantenha sexualmente exclusiva dentro de cada relação. Já um homem que passa cinquenta anos casado com a mesma mulher, mas, no 15º ano, se permite transar uma vez com outra é colocado na categoria dos infiéis. Se traiu, traiu.

Como cantou Bob Dylan, "Os tempos estão mudando". Nos últimos cinquenta anos, nos abrimos para um leque de novas configurações conjugais e familiares. Podemos ter casamentos heterossexuais, homossexuais ou transexuais. Podemos ter parcerias domésticas. Podemos ser pais solteiros, padrastos ou madrastas, pais adotivos, ou podemos não querer filhos. São comuns os casamentos sucessivos e as famílias mistas. Podemos coabitar com uma pessoa sem nos casarmos com ela, ou podemos ter um casamento em que só passamos breves períodos sob o mesmo teto. Finalmente, sintonizados com a fragilidade do matrimônio, agora temos acordos pré-nupciais e divórcios em que nenhum cônjuge é responsável pelo rompimento. Todos esses arranjos redefiniram os limites tanto no âmbito do casal quanto entre o casal e o mundo externo. Mas, por mais elásticas que sejam nossas atitudes em relação ao casamento, ainda insistimos na monogamia. Com poucas exceções — artistas de cinema, hippies, pessoas promíscuas —, a linha divisória que traçamos em volta da exclusividade sexual permanece rígida.

Nosso caso de amor com a monogamia tem um custo. A terapeuta familiar brasileira Michele Scheinkman afirma: "A cultura americana tem uma grande tolerância para com o divórcio, onde há uma deterioração total do vínculo de fidelidade e efeitos dolorosos para toda a família, mas não tolera a infidelidade sexual".[3] Preferimos extinguir uma relação a questionar sua estrutura.

Tão arraigada é nossa fé na monogamia que a maioria dos casais, sobretudo heterossexuais, raramente toca no assunto. Não tem necessidade de discutir o que é um dado. Mesmo os que, ao contrário, se dispõem a sondar a sexualidade em todas as suas permutações, com frequência relutam em contornar a rigidez em torno da exclusividade. A monogamia é uma categoria absoluta. Por seu raciocínio, não se pode ser 98% monogâmico nem periodicamente monogâmico. Discutir a fidelidade implica que ela esteja aberta a discussão, deixando de ser um imperativo. A perspectiva de traição é muito triste, então aprendemos na prática a negar o assunto como forma de evitá-lo. Tememos que a menor fissura em nossa armadura deixe Sodoma e Gomorra entrarem.

Apesar do índice de 50% de divórcio para os primeiros casamentos e 65% para o segundo; apesar da frequência estarrecedora dos casos; apesar de a monogamia ser um navio que afunda mais depressa do que se pode esgotar a água de seus porões, continuamos aferrados a ela, acreditando piamente na solidez de sua estrutura.

ENCONTRANDO A PESSOA CERTA

Historicamente, a monogamia era um sistema de controle de reprodução imposto às mulheres. "Qual dos filhos é meu? Quem fica com as vacas quando eu morrer?" A fidelidade, como um sustentáculo da sociedade patriarcal, estava ligada à linhagem e à propriedade, não tinha nada a ver com amor. Hoje, sobretudo no Ocidente, tem tudo a ver com amor. Quando o casamento deixou de ser apenas um arranjo contratual, passou a ser também uma questão de sentimento, e a fidelidade se tornou uma expressão de amor e compromisso. Já tendo sido uma imposição da sociedade às mulheres, a fidelidade agora é uma opção pessoal para ambos os sexos. A convicção substituiu a convenção.

Atualmente, somos nós quem escolhemos nosso par. Já não sendo mais obrigados a nos casar com quem nos foi imposto, começamos com um novo ideal do que queremos, e queremos bastante. Nossos desejos ainda incluem tudo o que a família tradicional deveria proporcionar — segurança, filhos, bens, respeitabilidade —, mas agora também queremos que nosso homem nos ame, nos deseje, esteja interessado em nós. Devemos ser confidentes, melhores amigos e amantes apaixonados. O conceito de casamento moderno nos promete que existe uma pessoa com quem tudo isso é possível, basta encontrá-la. Aferramo-nos com tanta tenacidade à ideia de que casamento engloba tudo, que os desencantados optam pelo divórcio ou para as traições não por questionarem a instituição, mas por acharem que escolheram mal a pessoa com quem alcançar esse nirvana. Da próxima vez, escolherão melhor. O foco é sempre no objeto do amor, não na capacidade de amar. Por isso, o psicólogo Erich Fromm observa que achamos fácil amar, mas difícil encontrar a "pessoa certa".[4] Quando a encontrarmos, não precisaremos de mais ninguém.

A exclusividade que buscamos na monogamia tem raízes em nossas primeiras experiências de intimidade com nossos principais cuidadores. A psicanalista feminista Nancy Chodorow diz: "Essa tendência primária, serei sempre amado, em todo lugar, em todos os aspectos, todo o meu corpo, todo o meu ser — sem qualquer crítica, sem o mínimo esforço de minha parte —, é o objetivo final de todo esforço erótico".[5] Nos relacionamentos românticos, tentamos resgatar a união primordial que sentimos com nossa mãe. O bebê desconhece qualquer autonomia. Antigamente, existia uma pessoa cujo único papel era estar à nossa disposição. Na comunhão extática entre mãe e filho não há nenhuma lacuna. Para o recém-nascido, a mãe é tudo ao mesmo tempo, inseparável, sem limites: sua pele, seu seio, sua voz, seu sorriso, tudo é voltado para ele. Quando bebês, estávamos plenos e realizados. E, no íntimo, nunca esquecemos esse Éden. Quem não conheceu esse estado idílico — quem não teve uma mãe disponível ou teve uma mãe inconsistente, ausente ou egoísta — costuma buscar com ainda mais determinação o par perfeito.

A pergunta permanece: será que essa união completa que tentamos recuperar não é uma fantasia? Para a criança, a mãe é a razão de ser de tudo, mas a mãe sempre conheceu outras pessoas. Ela tem até um amante ciumento, o pai. No fim das contas, a mãe nunca foi totalmente fiel.

Nesse sentido, o espectro da traição está presente desde o começo. Crescemos com ele. As condições de isolamento da vida moderna só aumentam a insegurança que origina a possessividade romântica: o medo da perda e do abandono nos aferram à fidelidade. Numa cultura em que tudo é descartável, o que só confirma como somos substituíveis, nossa necessidade de nos sentir seguros na relação principal é maior ainda. Quanto mais insignificantes nos sentimos no mundo, mais queremos brilhar aos olhos de nosso parceiro. Queremos saber que somos importantes e que, pelo menos para uma pessoa, somos insubstituíveis. Queremos nos sentir inteiros, transcender a prisão da solidão.

Talvez por isso nossa insistência absoluta na exclusividade sexual. Já que o amor sexual adulto reencena momentaneamente a forma mais primitiva de união — a fusão de corpos, o mamilo que nos enche a boca e nos deixa inteiramente saciados —, pensar na pessoa amada com outra é devastador. O sexo é a traição definitiva.

A monogamia, por conseguinte, é a vaca sagrada do ideal romântico, pois é o que marca que somos especiais: fui escolhida e outras foram recusadas. Ao dar as costas para outros amores, você confirma que sou a única; quando você pensa ou toca em outra, minha importância é abalada. Inversamente, se eu já não me sinto mais especial, as minhas mãos e meu pensamento sentem a coceira da curiosidade. Os desiludidos tendem a se afastar — *Será que outra pessoa pode restabelecer minha importância?*

A LOTERIA MATRIMONIAL

Doug conheceu sua primeira esposa na faculdade. Eram bons amigos, mas a vida sexual não era muito interessante e depois de um tempo se esgotou, levando embora também o casamento. Depois de se separar, Doug teve alguns relacionamentos que o revigoraram sexualmente mas o desgastaram emocionalmente. Foi quando conheceu Zoë, uma artista alegre e muito ativa, que trabalha com animação e tem o que ele chama de "quociente neurótico baixo". Doug diz:
— Ela era especial. Realista, prática e selvagem na cama. Achei que tivesse tirado a sorte grande na loteria matrimonial.
Depois de muitos anos de casados, ela já não é mais tão receptiva a ele. Ainda tem muita energia, mas quase toda voltada para outra coisa. As crianças exigem sua atenção. O trabalho mina sua criatividade. E sua grande família — os pais, as cinco irmãs e os filhos todos — é o centro de sua vida social. Doug se sente ignorado. Sem o sexo para distingui-lo do elenco de personagens da movimentada vida da esposa, ele é cada vez mais irrelevante, relegado a figurante.
Nos anos que se seguem, a crescente irritabilidade de Doug é pontuada por breves intervalos de instigação sedutora. Ele leva Zoë para fins de semana românticos, escolhe cuidadosamente os DVDs da semana, compra brincos do jeito que ela gosta. Em geral, Zoë topa. Mas quanto mais corre atrás dela, mais Doug se deprime ao ver que sem seu esforço ficariam no zero a zero. E, apesar de atiçar o fogo como pode, ele nunca consegue acender grandes chamas. O vazio é proporcional ao seu empenho em preenchê-lo. Então ele começa a olhar mais em volta, e quando finalmente sua visão pousa em um ponto fixo, não é Zoë, mas Naomi.
Essa ruiva deslumbrante que trabalha com comércio de varejo manifesta sua atração por Doug sem sutileza. Arranja pretextos para entrar na sala dele e, uma vez lá dentro, demora-se o quanto pode. Achou impressionante como ele se colocou bem diante do chefe deles; gostou daquele terno; são óculos novos? Um lanche vira um drinque que vira um caso de cinco anos. O sexo

é ardente, mas o caso não tem a ver com isso. Tem a ver com a atenção recebida e com a embriaguez do ilícito. Com Naomi, a quem nunca falta atenção masculina, Doug é irresistível. Ela sente falta dele nos fins de semana; tem ciúme de sua outra vida. E sua possessividade, embora o esgote e às vezes seja irritante, confirma como ele é importante na vida dela.

Quando Doug me procura, mal consegue administrar as contradições de sua vida. Seu casamento, supostamente monogâmico, não o é. Seu caso extraconjugal, em essência não monogâmico, acabou de terminar porque ele não conseguia satisfazer a exigência de fidelidade de Naomi.

— É uma loucura — desabafa ele. — Naomi queria que eu parasse de transar com Zoë, o que seria impossível. Então ela começou a sair com outro, e agora eles já falam em casamento. Ela se recusa a transar comigo e faz todo um mistério em torno de seu relacionamento com Evan. Estou obcecado de ciúme. Pensar nela nos braços de outro me deixa louco.

— Espero que não deixe de perceber a ironia da situação — digo. — Você exige fidelidade num tipo de relação definida pela infidelidade.

— Sim, mas é a infidelidade dela, não minha.

— Ah, sim, esqueci que aí há dois pesos e duas medidas. Ela e Zoë têm que ser fiéis a você, enquanto você não é fiel a nenhuma delas?

— Mais ou menos isso. Não é um acordo muito justo, eu sei. Pode acreditar, não me orgulho disso.

— Então por que não se separa de Zoë? — pergunto. — Se você tinha isso tudo com Naomi, por que não seguiu a sarça ardente, o fogo que nunca se consome?

— Eu amo Zoë — diz Doug, chocado com as implicações do que acabo de dizer. — Nunca pensei a sério em acabar com meu casamento. Tenho uma coisa boa com Zoë e não quero viver longe dos meus filhos. Além do mais, Naomi e eu casados? Seria um desastre.

— Então não era uma relação substituta. Talvez fosse um escape estabilizador, em que a terceira pessoa ajuda a manter as outras duas no lugar?

— Não sei. Talvez. A questão é que não pensei, aconteceu e pronto. Segui meu instinto, e agora estou na merda.

DESMEMBRANDO A INFIDELIDADE

Acho que, em algum nível, Doug gostaria que eu confirmasse que ele cometeu um erro terrível. Traiu seus votos, uma transgressão moral clara. No entanto, uma condenação provavelmente nos desviaria das questões que o levaram àquele comportamento. Prefiro uma posição moralmente neutra, que nos dê liberdade para explorar não a ética da situação, mas seu significado. Quando entender o que o atraiu para os braços de Naomi, Doug conseguirá tirar as próprias conclusões sobre o que fez e sobre o que pretende fazer daqui por diante.

As pessoas traem por muitas razões — relação desgastada, vingança, frustração, o velho e simples desejo. Às vezes, o infiel está buscando intensidade ou se rebelando contra as limitações do matrimônio. A transgressão é um afrodisíaco, e às vezes os segredos saciam a necessidade de autonomia ou uma reação à falta de privacidade. O que poderia ser mais excitante que um telefonema sussurrado no banheiro? Finalmente a mãe atarefada pode tornar a se sentir mulher; seu amante não sabe nada a respeito do brinquedo quebrado nem do bombeiro hidráulico que não apareceu pela segunda vez.

Uma ligação ilícita pode ser catastrófica, mas também pode ser uma liberação, uma fonte de força, uma cura. Muitas vezes, é isso tudo ao mesmo tempo. Quando a intimidade acaba, quando não conversamos mais, quando não nos tocam há anos, ficamos mais sensíveis à gentileza de outros. Quando os filhos são pequenos e dependentes, elogios vindos de fora renovam as energias; quando os filhos já cresceram e saíram de casa, o pai ou mãe talvez só consiga preencher o vazio em outro lugar. Se nos falta saúde ou se acabamos de receber a visita da morte, podemos ter rompantes de insatisfação, gritar por algo melhor. Alguns casos extraconjugais são atos de resistência; outros resultam de não oferecermos resistência. A infidelidade pode fazer soar um alarme para o casamento, indicando a necessidade urgente de atenção. Ou pode ser o dobre fúnebre depois do último suspiro do relacionamento.

Questiono a visão muito difundida que generaliza todo ato de infidelidade como sintoma de problemas mais profundos entre o casal. São muitas as forças e motivações possíveis, nem todas relacionadas às imperfeições do relacionamento. Na verdade, muitos adúlteros estão bastante satisfeitos na relação. Doug estava. Só queria mais. Não sabia articular o quê, só sabia que tinha a ver com mais sexo.

Juntos, exploramos a anatomia de sua paixão, e começo a entender quais desejos são atendidos em sua tumultuada relação com Naomi. Para ele, o sexo é um espaço de alimentação afetiva e um santuário, a encarnação do amor. No sexo ele se esquece de si e atinge uma inconsciência que o coloca em harmonia com o mundo. A paixão é seu alívio definitivo da insuportável solidão existencial.

— É como se eu tivesse morrido; tudo se apaga. Esse foco absoluto, essa atenção total me liberta de mim mesmo. Paro de pensar, a sensação me sobe pela espinha, atravessa meu cérebro e sai. E eu não me prendo em observar o que acontece.

O ato de amor abrange tudo. Com Naomi, Doug consegue manter esse sexo transcendente de alta octanagem. Em parte porque, eroticamente, os dois são feitos do mesmo tecido, mas, acima de tudo, porque a própria estrutura da relação deles — de todo caso extraconjugal — é voltada à paixão.

Relacionamentos fora do casamento são arriscados, perigosos e instáveis, três combustíveis da excitação. No universo reservado desse tipo de amor, o adúltero está isolado do resto do mundo e seu vínculo é fortalecido pelo mistério que rodeia esse amor. Nunca exposto à luz do dia, o encanto do outro é conservado. Não há, por exemplo, o medo de que seus amigos não gostem dele, já que ninguém o conhece. As traições acontecem nas margens da vida e têm o luxo de dispensar visitas ao dentista, impostos e contas.

Sem contar as barreiras a superar. Os encontros dependem de um esforço às vezes enorme. Há dificuldades a atravessar, horários a remanejar, locais a reservar, desculpas a inventar. Todo esse zelo inesgotável afirma, repetidamente, a importância que um amante tem para o outro. Vista sob esse prisma, a transgressão de Doug foi uma tentativa de captar de novo o que ele já teve com a esposa e que lhe é indispensável: um sentimento de importância, um alívio da solidão e uma sensação de vigor.

VOCÊ PODE VOLTAR PARA CASA

Logo antes de o caso com Naomi terminar, o casamento de Doug está nas últimas. Doug e Zoë são cordiais, respeitosos, eventualmente até afetuosos, mas, em termos afetivos, já era. Acostumaram-se com as explicações vagas que ele dá para suas ausências constantes. Seus avanços são poucos e espaçados, e ele anda preocupado. Tem medo de deixar escapar algo revelador; seu segredo está ocupando cada vez mais espaço no casamento, deixando-lhe poucos assuntos para conversar livremente com Zoë: as crianças, o governo e o tempo.

Quando deslindamos o que acendeu a relação de Doug com Naomi, fica claro para mim por que ele decidiu não lutar por ela e ficar com a esposa. Zoë é solo firme. Ao mesmo tempo, ela vê as coisas em perspectiva e assim é uma pessoa fácil de lidar; tem o sono tranquilo e disposição ao se levantar pela manhã. Zoë não busca paixão. Raramente se deixa arrebatar. Com Naomi, Doug talvez tenha achado a peça que falta, mas com Zoë tem todo o restante do quebra-cabeça.

Doug e eu discutimos em que medida seu ideal de casamento se apoia na realidade de sua união. Ele quer ardência e suavidade no mesmo lugar. Quer que a mesa da cozinha seja um altar de volúpia à noite e um cantinho ensolarado no café da manhã para comer panquecas com as crianças. Doug dificilmente terá com Zoë a mesma intensidade que teve com Naomi. Os casos extraconjugais têm sua própria grife de paixão. Mistério, angústia, culpa, transgressão, perigo, risco e ciúme são altamente inflamáveis, um coquetel molotov, uma explosão erótica ameaçadora demais numa casa com crianças.

Quando Doug vê com mais clareza o que é razoável esperar de seu casamento, surgem novas perguntas. Quais são suas opções, agora que escolheu ficar? É possível reconhecer seus desejos sem precisar satisfazê-los? Será que continuará a negociar a monogamia por conta própria, sem o conhecimento de Zoë (como é típico nas infidelidades), ou será que vai optar por uma discussão mais aberta sobre as fronteiras sexuais de seu casamento? Deverá contar tudo à esposa, para se reconectar a ela? O que fazer com a culpa?

As respostas mudam diariamente. Semana passada, parecia que ele nunca mais seria capaz de olhar nos olhos dela se não lhe contasse a verdade. Hoje, parece que a maior prova de amor que pode dar é poupá-la de sua confusão.

— Faço Zoë sofrer só para ficar de consciência limpa? Às vezes acho que ela sempre soube e só não me deixou porque fiquei de boca calada. Pelo menos assim ela consegue conservar a dignidade.

A maioria dos terapeutas de casais americanos é da opinião de que a intimidade só pode ser reconstruída se as traições forem reveladas. É uma ideia que acompanha nosso modelo de amor romântico, que celebra a transparência

— não ter segredos, não mentir, contar tudo. Há quem condene mais a mentira que a transgressão em si: "Não é por você ter me traído, é por ter mentido para mim!". Na cultura americana, o respeito está atrelado à honestidade, e honestidade é essencial à responsabilidade pessoal. Ocultação, dissimulação e outras formas de engano são o mesmo que desrespeito. Só se mente para os subalternos: filhos, eleitores, empregados.

Em outras culturas, é mais provável o respeito ser expresso por inverdades delicadas que visam preservar a honra do parceiro. A opacidade protetora é preferível à revelação de verdades que podem causar humilhação. Nesse sentido, guardar segredo não só conserva a harmonia conjugal como é sinal de respeito. A partir de minhas próprias influências culturais, respeito a decisão de Doug de se calar e o encorajo a buscar outras formas de se reaproximar de Zoë. Seu casamento anda há muito tempo no "pause"; agora, ele precisa apertar o "play".

Doug se dedica a sua relação com Zoë. Tendo mais tempo livre e estando mais disponível, começa a reinvestir seus abundantes recursos na esposa. Ela finge surpresa diante do súbito retorno de seu Ulisses, mas Doug sabe que há alívio sob sua atitude casual de "Oi, sumido". Estimulo-o a incrementar seu envolvimento com as crianças, a casa e a agenda social, na esperança de que, livre de algumas obrigações domésticas, Zoë se abra novamente para o erotismo.

Em suas tentativas de ser mais direto, Doug chega a perguntar a Zoë se ela sente atração por outros homens. A resposta dela é vaga:

— Talvez sim, talvez não. Você não sente?

Essa resposta o deixa um pouco perturbado.

— Quando alguém andou tão envolvido em segredos como você — comento —, é fácil se imaginar como o misterioso, o rebelde, e ela como a Penélope sentada no tear, esperando sua volta. Talvez ela também tenha seus segredos, talvez fantasie com homens que lhe dão o que você não dá.

A instituição do casamento é imperfeita. Começamos com o desejo de ser um, até descobrirmos nossas diferenças. Nossos medos despertam para a perspectiva de tudo que nunca teremos. Brigamos, nos afastamos, culpamos o parceiro por não nos completar. Olhamos para outros. Infelizmente, muitos empacam nisso até ficarem carecas ou grisalhos. Outros lamentam a perda do sonho, mas depois se conformam com a escolha que fizeram. O amor se ancora na aceitação. Quando passa a se conhecer e a reconhecer Zoë pelo que ela é, Doug pode finalmente transformar as diferenças dos dois em riquezas.

A SOMBRA DO TERCEIRO

Na fronteira de cada casal mora o terceiro. É o ex-namorado de adolescência de cujas mãos você ainda se lembra, a linda garota do caixa, o professor bonitão com quem você flertou quando foi buscar seu filho na escola. O estranho sorridente no metrô é o terceiro. Também a stripper, a atriz pornô e a garota de programa, sejam ou não tocadas. É o cara com quem a mulher fantasia quando transa com o marido. Cada vez mais, o terceiro pode ser encontrado na internet. Real ou imaginário, encarnado ou não, o terceiro ou terceira é o eixo sobre o qual o casal se equilibra. É a manifestação de nosso desejo pelo que está do outro lado da cerca. É o proibido.

A infidelidade é o terceiro, mas a esposa em casa também é. Naomi é a sombra oculta no casamento de Doug, mas Zoë se interpõe entre eles também. O ciúme dos amantes depende de haver o cônjuge. Sem ele, a possessividade, a paixão e a loucura simplesmente perdem a força. Talvez por isso tão poucos casos sobrevivem ao fim do casamento que os inspirou. O verdadeiro teste do amor adúltero é a retirada do obstáculo.

Todos os relacionamentos vivem à sombra do terceiro, pois é o outro que solda nossa díade. Em seu livro *Monogamy* [Monogamia], Adam Phillips diz: "O casal é uma resistência à intrusão do terceiro, mas, para que dure, é indispensável ter inimigos. Por isso os monogâmicos não podem viver sem terceiros. Quando somos dois, estamos juntos. Para formar um casal, precisamos ser três".[6]

O que fazer, então? Muitos dos meus pacientes simplesmente se recusam a reconhecer o terceiro. São atraídos pela sedução da união, que insiste na não necessidade de outros. O amor perfeito se basta. Tão frágil é essa fusão que a presença do outro, mesmo em fantasia, tem força suficiente para destruí-la.

Isso é ilustrado de forma pungente no filme *De olhos bem fechados*, de Stanley Kubrick. Bill e Alice acabam de voltar de uma luxuosa festa de Natal que suscitou uma conversa sobre sexo. Bill sempre presumiu que Alice, como ele, fosse incapaz de ser infiel. "Você é minha mulher e a mãe da minha filha, ponho minha mão no fogo por você. Você nunca seria infiel. Ponho minha mão no fogo." Alice, ultrajada com a presunção dele e encorajada por um baseado que os dois acabaram de fumar, decide esclarecê-lo. Descreve, em detalhes angustiantes, como a presença do outro pode ser poderosa, mesmo quando não passa de miragem. Ela lhe conta sobre a fantasia ardente que alimenta com um oficial da Marinha que desejava à distância. Eles nunca se conheceram, mas a força dele sobre ela foi tão forte que ela teria renunciado a tudo se ele pedisse. Ela conta também que isso aconteceu num dia em que ela e Bill haviam acabado de fazer amor, e Bill nunca fora mais precioso para ela.

Bill fica arrasado e passa o resto do filme tentando vingar a traição e restaurar a ordem em seu mundo. O que me impressiona nesse enredo é que, para Bill, uma fantasia provoca o mesmo sentimento de violação que uma traição de verdade.

Bill é como muitos dos homens e mulheres que conheci. Sua segurança se baseia não só no que Alice faz, mas também no que ela pensa. As fantasias dela confirmam sua liberdade e sua autonomia, e isso o assusta. O terceiro aponta para outras possibilidades, escolhas que não fizemos; representa nossa liberdade. Laura Kipnis questiona o seguinte: "O que gera mais ansiedade que a liberdade do parceiro, que talvez signifique a liberdade de não amar você, ou de parar de amá-la, ou de amar outra pessoa, ou de virar uma pessoa diferente da que uma vez jurou amá-la sempre e hoje... ou talvez não?".[7] Se ela pensa em outros, talvez ame outros, e isso é intolerável.

A FORTALEZA DO AMOR

A ameaça do terceiro é inerente à experiência do amor, e mesmo o casamento em que há mais controle às vezes não consegue aliviar a ansiedade das partes. Mesmo assim, muitos tentam. "Você ficou um tempão conversando com aquele cara. O que tanto falaram?" "Você vive no computador. É tudo trabalho?" "Por onde você andou?" "Quem estava lá?" "Sentiu minha falta?" Muitas de nossas perguntas pairam no limite entre a intimidade e a intrusão. Queremos saber, mas sem ser muito óbvios. Dizemos que perguntamos porque nos importamos com o outro, mas muitas vezes é porque temos medo.

Então, estabelecemos regras e esperamos que nossos parceiros obedeçam, e assim garantimos antecipadamente a fidelidade mantendo a rédea curta. O desejo é insubordinado; os atos podem ser racionalizados, portanto são mais fáceis de controlar. Você não está autorizado a ter amigos íntimos do sexo oposto. Não pode ir ao cinema sozinha com Fulano. Não existe filme que a gente não possa ver junto. Nada de boates de striptease, a não ser para despedidas de solteiro. Nada de dançar com homens. Esse vestido é muito curto. Você não pode falar com afeição dos seus "ex" e não pode sair sozinha com eles.

Quando a ansiedade é demais, recorremos a meios de controle mais primitivos: espionamos. Verificamos faturas de cartões de crédito, o histórico do navegador, o tanque de gasolina, o celular. Mas são estratégias deficientes. As interrogações, as exigências e até as provas legais não aliviam o medo fundamental da liberdade do parceiro. Nossa cara-metade talvez deseje outra pessoa.

Surgem problemas quando a monogamia não é mais uma livre expressão de fidelidade, mas uma submissão forçada. O monitoramento exagerado pode preparar o terreno para o que Stephen Mitchell chama de "atos de desafio exuberante".[8] Quando o terceiro é negado, alguns decidem negociar sozinhos a questão. Os casos, os encontros on-line, as boates e o sexo casual nas viagens de negócios são transgressões comuns que criam uma distância psicológica de uma relação autoritária. Quando o terceiro é exilado e só permitido fora do casamento, aí é que é procurado.

O NÓS INVENCÍVEL

Em tese, entendemos que todos merecemos privacidade, embora, na prática, essa questão seja um pouco mais complicada. A psicóloga Janet Reibstein observa que nosso modelo romântico de casamento, que frisa a camaradagem e a honestidade, "é muito melhor em detalhar os critérios de intimidade que os de autonomia".[9] A ênfase é na criação da intimidade, não na conservação da individualidade. Meus pacientes que abraçam esse etos de intimidade acabam sentindo que suas aspirações individuais, ou as de seus parceiros, já não são legítimas. O invencível *nós* suplanta o fraco *eu*.

Niv está frustrado com o hábito da namorada de se deitar cedo.

— Ela é dançarina e vai dormir às nove da noite. Eu não consigo pegar no sono tão cedo, então só fico ali deitado.

Quando lhe pergunto se acontece de ele sair com os amigos depois que ela se deita, ele se espanta.

— Eu posso fazer isso?

A ideia de fazer isso, ou mesmo de pedir, nunca lhe ocorreu.

Leila e Mario sempre saíram juntos para dançar, desde o auge das raves. Quando começou a namorar Angela, que não dança nada e não suporta música alta, ela passou a se sentir mal em relação à sua saída semanal com Mario. Não quer magoar Angela.

Munidos de uma ideologia do amor que defende o contato permanente, ficamos sem jeito de buscar autonomia. Isso se constata especialmente com a individualidade de nosso desejo. Até mesmo casais que se concedem bastante espaço — férias separadas, noites fora da cidade, amigos íntimos do sexo oposto — relutam em aceitar a ideia de que podem ter uma vida erótica independente do outro. Não falo de sexo extraconjugal. Falo de um eu sexual que é discreto, que cria suas próprias imagens, reage a outras e exulta quando de repente fica com tesão. Aponto para todas essas contingências do desejo em meu trabalho com casais.

CASAMENTO MONOGÂMICO EM UMA SOCIEDADE PROMÍSCUA

Em geral, o papel dos terapeutas é um desafio ao status quo social. Encorajamos nossos pacientes a examinar o que é suposto ser normal, aceitável e esperado, mas as fronteiras sexuais são uma das poucas áreas em que os terapeutas parecem espelhar a cultura dominante. A monogamia é a norma e a fidelidade sexual é considerada um compromisso maduro e realista. A não monogamia, mesmo consensual, é suspeita. Indica falta de compromisso ou medo de intimidade. Prejudica o casal.

Como declarou com firmeza uma colega minha:

— Relacionamento aberto não funciona. É pura ingenuidade acreditar nisso. Já tentamos nos anos 1970 e foi um desastre.

— Pode ser, mas o relacionamento fechado não é garantia contra o desastre — alertei. — E o ideal monogâmico, que um bom número de casais não cumpre, talvez não seja menos ingênuo. Aliás, parece até que convida a transgressões dolorosíssimas.

Minha colega, uma excelente terapeuta de família, estava, porém, tratando a fidelidade em termos de tudo ou nada. Nessa visão, o compromisso emocional exige exclusividade sexual e não tolera gradações.

Mas vivemos num mundo que não ajuda muito a quem procura se conformar com o que tem. Em nossa cultura consumista, sempre queremos o que apareceu de melhor: a última novidade, a mais nova no círculo social, a mais jovem. Na falta disso, pelo menos queremos mais: mais intensidade, mais variedade, mais estímulo. Buscamos mais gratificação e toleramos cada vez menos frustrações. Em lugar nenhum somos encorajados a nos satisfazer com o que temos, a pensar: "Isso é bom. Isso me basta". Essa economia engloba o sexo — há quem diga até que o sexo a movimenta. Aquele vestido, aquele carro, aqueles sapatos, esse perfume, uma tatuagem nova, um bumbum durinho, tudo isso carrega a promessa de uma vida sexual mais realizada. Estamos convencidos de que a gratificação sexual acompanha a felicidade pessoal. As delícias terrenas estão em toda parte, um verdadeiro banquete, e nos sentimos no direito de participar da festa. Não admira que tantas pessoas estejam insatisfeitas no casamento. A fantasia da variedade infinita é frustrada pelo compromisso.

Isso não é uma justificação nem um endosso da infidelidade. Existe tentação desde que Eva mordeu a maçã, mas também existem as advertências. A Igreja católica é especialista não só em evitar a tentação, mas também em aplicar penas a quem não resistiu a ela. A diferença, hoje, é que não são os desejos em si, mas o fato de nos sentirmos obrigados a ir atrás deles — pelo menos até nos casarmos, quando, de uma hora para outra, devemos renunciar a tudo que nos encorajaram a querer. A monogamia está sozinha — como o menino holandês com o dedo no dique — tentando estancar uma enxurrada de licenciosidade desenfreada.

O CONVITE À SOMBRA

Alguns casais não fingem ignorar a sedução do proibido. Em vez disso, subvertem seu poder, convidando-o. "Eu jamais iria querer que ele fosse infiel, mas saber que isso é possível me mantém atraída por ele." "Fingir que não existem homens bonitos no mundo não torna minha relação mais segura nem mais honesta." "Minha namorada é linda. Os homens vivem dando em cima dela. Adoro que ela desdenhe isso, pois está sempre me escolhendo." Esses casais compartilham fantasias, leem juntos literatura erótica ou recordam o passado. Admitem que, sim, o entregador era um tesão. O técnico de computação também, o vendedor da livraria, o neurologista, a mulher do vizinho.

Selena e Max têm licença para flertar, mas concretizar as possibilidades está vetado.

— Nós dois adoramos chamar atenção. Meu ego infla quando alguém dá em cima de mim, ainda mais agora que tenho um filho. E quando alguém dá em cima do Max? Nossa! Me sinto indo para casa acompanhada do rei do baile.

Eles gostam de brincar com a possessividade, mas os dois conhecem perfeitamente as regras do jogo.

Quando Elsa volta de uma conferência, Gerard está sempre curioso querendo saber com quem ela esteve.

— Havia alguém interessante? Você falou do seu marido fantástico? E rolou uma tensão sexual enquanto você me elogiava?

Wendy sempre soube que George tem um fraco por louras. Então, quinta-feira passada, decidiu ser loura por um dia. Pôs uma peruca platinada e uma capa de chuva e apareceu no trabalho dele para levá-lo para almoçar. Ele diz:

— Adorei. Os rapazes vão achar que estou tendo um caso.

Wendy não perde tempo:

— Morram de inveja.

Esses casais, cada um a seu modo, escolheram reconhecer a possibilidade do terceiro: o reconhecimento de que o parceiro tem sua própria sexualidade, cheia de fantasias e desejos não necessariamente ligados a nós. Quando confirmamos mutuamente nossa liberdade dentro da relação, somos menos propensos a procurá-la em outro lugar. Nesse sentido, convidar o terceiro, de certa maneira, ajuda a conter sua volatilidade, sem falar em seu apelo. Ele já não é mais uma sombra, e sim uma presença, um assunto de conversas, piadas e brincadeiras explícitas. Quando podemos contar a verdade sem perigo, somos menos propensos a guardar segredos.

Em vez de inibir a sexualidade do casal, reconhecer o terceiro tende a dar tempero, não menos porque isso nos lembra que não somos donos do nosso parceiro. Não podemos achar que será sempre nosso. Na incerteza está a semente do desejo. Além do mais, quando estabelecemos uma distância psicológica, também podemos enxergar nosso parceiro com os olhos de admiração de um estranho, notando mais uma vez o que o hábito impediu que enxergássemos. Admitimos nossos desejos nômades, mas os repelimos. Flertamos com eles, mantendo-os o tempo todo a uma distância segura. Talvez esta seja uma outra maneira de olhar a maturidade: não como amor sem paixão, mas como amor que sabe da existência de outras paixões não escolhidas.

O CONVITE AO TERCEIRO

Há muitas formas de convidar o terceiro para uma relação que não inclua sexo extraconjugal, e algumas que incluam. Para a maioria das pessoas, a menção a relacionamentos sexualmente abertos faz acender o sinal vermelho. Poucos assuntos ligados ao compromisso do amor evocam reação tão visceral. E se ela se apaixonar por ele? E se ele não voltar para mim? A ideia de alguém amar uma pessoa e transar com outra impunemente assusta. Tememos que a transgressão de um limite acarrete a violação de todos os limites. Evocamos imagens de caos: promiscuidade, orgias, devassidão. Contra essa decadência, a única barricada é formar um casal. Isso nos protege dos nossos impulsos. É nossa melhor defesa contra a animalidade desenfreada.

Adam Phillips defende que a "monogamia é uma espécie de nexo moral, um buraco de fechadura através do qual podemos espionar nossas próprias preocupações".[10] Algumas perguntas espinhosas surgem na discussão sobre a monogamia consensual. O compromisso emocional está sempre ligado à exclusividade sexual? Podemos amar mais de uma pessoa ao mesmo tempo? É possível o sexo ser "só sexo"? Os homens são mais propensos que as mulheres a ter várias parceiras? Essas questões talvez sejam as primeiras da lista, mas há outras: Ciúme é expressão de amor ou de insegurança? Por que gostamos de compartilhar os amigos, mas exigimos exclusividade do amante? Não vou fingir ter uma resposta para essas questões. No entanto, acredito que pode ser vantajoso domar a nostalgia romântica para refletir mais seriamente sobre elas.

Até mesmo nossas convicções mais arraigadas sobre sexualidade podem ser revistas. Antigamente, condenávamos o sexo pré-conjugal e a homossexualidade; essas coisas já são mais ou menos aceitas em quase todos os círculos. Nos últimos anos, um pequeno grupo de homens e mulheres assumiu a monogamia como o próximo grande combate em sua luta pessoal pela emancipação sexual.

Joan e Hiro descrevem ter dois tipos de sexo: sexo por amor e sexo por diversão. Este último, reservam para sua viagem anual a uma convenção de swingers em Las Vegas. Eles me contam que isso já fez milagres para sua vida sexual bem como para sua intimidade. Apesar do que possam parecer, Joan e Hiro são defensores dos ideais conjugais que aparentemente desafiam. Eles não questionam a instituição do casamento. Na verdade, buscam preservá--lo. Valorizam o companheirismo, a honestidade e o altruísmo. Até mesmo a fidelidade é sustentada na combinação. Joan e Hiro neutralizam a ameaça da infidelidade canalizando-a para o relacionamento. E, como observa ironicamente a antropóloga Katherine Frank: "O que acontece em Vegas permanece em Vegas".[11] A troca de casais é uma forma consensual de adultério. E é justa ao conceder a mesma liberdade às duas partes.

Eric e Jaxon também são fãs de sexo recreativo e, nos dez anos em que estão juntos, sempre fizeram uma distinção entre fidelidade emocional e exclusividade sexual dentro do compromisso.

— Desde o início, conversamos sobre sexo com outros homens. Falamos com franqueza sobre esse assunto. Para nós o verdadeiro compromisso é o afetivo. O sexo fora da relação não é algo que determine a quebra do contrato. Acho que podemos dizer que somos afetivamente monogâmicos e sexualmente abertos.

Arlene, dezesseis anos mais velha que Jenna, explica:

— Sei que sexo é importante, mas simplesmente já não é tão importante para mim. E quanto mais envelheço, menos ligo.

Jenna se sente na flor da idade e não está pronta para uma aposentadoria precoce. Elas combinaram que Jenna está autorizada a se divertir quando for a uma locação para filmar, desde que não esqueça onde estão suas prioridades. Quando pergunto a Arlene se ela não se sente ameaçada com esse acordo, ela responde:

— Claro que sim. Mas, a essa altura, acho que pedir a Jenna que abra inteiramente mão do sexo seria uma ameaça maior que algumas tietes. Não me imagino dizendo a ela: "Seu corpo me pertence caso eu o deseje ou não".

Consciente de que os sucos eróticos já não fluem entre elas, Arlene refaz a ideia de fidelidade. A monogamia estipula manter o proibido de fora, mas raramente inclui provisões para o casal. Com o tempo, se o desejo diminui, é muito fácil a monogamia virar celibato. Quando isso acontece, a fidelidade passa a ser mais uma fraqueza que uma virtude.

Nos 25 anos em que estão juntos, Marguerite e Ian alternaram períodos de exclusividade total e episódios de infidelidade tóxica.

— Quando descobri a traição dela, fiquei arrasado — explica Ian. — Levei meses para perceber que também estava com ciúme. Não do amante, mas dela. Eu tinha passado anos resistindo às mulheres. Quando ela me contou a verdade, fizemos um balanço. Decidimos ficar juntos, mas abrir os portões.

Marguerite acrescenta:

— Estamos tentando inventar algo que funcione para nós. A intenção não é que seja uma receita para os outros. — Quando lhe pergunto se seu casamento aberto não causa sofrimento, ela responde: — Às vezes sim, às vezes não. Mas a monogamia, que, por sinal, nunca negociamos, também causava.

Os céticos zombam dessas combinações e questionam o nível de compromisso nessas relações. "Nunca vi um relacionamento aberto durar." "Volte a falar comigo daqui a um tempo." "É egoísmo." "Permissividade." "Quando o casal brinca com fogo, um sempre se queima."

Pelo que vejo em minha experiência, o compromisso dos casais que negociam as fronteiras sexuais, como os mencionados anteriormente, não é menor que o dos que mantêm as porteiras fechadas. Na verdade, é seu desejo de fortalecer a relação que os leva a explorar outros modelos de amor de longo prazo. Em vez de expulsar o terceiro do terreno do casamento, concedem-lhe um visto de visitante.

Para esses casais, a fidelidade não é definida por exclusividade sexual, mas pela força de seu compromisso. As fronteiras não são físicas, mas emocionais. A primazia do casal continua primordial. Os casais ressaltam que a monogamia é sine qua non e, a partir daí, fazem todo tipo de concessões. Mas, longe de ser uma baderna hedonista, essas relações têm contratos explícitos que são renegociados periodicamente, conforme a necessidade. Marguerite e Ian afiram que sua combinação é clara e flexível.

— Temos nossas regras: nada de casos prolongados, nada de amantes na cidade em que moramos, nada de casos com amigos em comum. Desde que respeitemos essas regras, parece não haver problema. Se no futuro precisarmos renegociar, vamos renegociar.

É interessante observar que, embora tragam um novo significado para o conceito de fidelidade, esses casais não deixam de ser suscetíveis à traição. Confiança é crucial em qualquer relacionamento, e não é diferente para aqueles que convidam o terceiro para seu espaço íntimo. A infidelidade está nas brechas do acordo, na quebra de confiança. Embora as regras em si pareçam muito diferentes, elas ainda são passíveis de ser infringidas, o que também tem consequências dolorosas. Nesse sentido, os casais sexualmente abertos não são diferentes de seus equivalentes monogâmicos.

Diante das complicações de casos, divórcio e segundos casamentos, alguns de meus pacientes tentam um rumo diferente. Pessoas não monogâmicas valorizam a liberdade da expressão sexual e tentam conciliar a perenidade do amor com as surpresas do desejo, esperando resistir à lassidão que se insinua nele com o tempo. Repetindo as palavras de Marguerite, não é uma receita para todos.

A presença do terceiro é um fato da vida; cabe a nós escolher como lidar com isso. Podemos enfrentá-lo com medo, covardia ou indignação moral; ou com uma curiosidade saudável e espírito de aventura. Em seu caso nebuloso, Doug corteja essa presença em segredo. A devastação de Bill decorre de uma tentativa desesperada de negá-la. Selena e Max a convidam em fantasia, mas estabelecem o limite aí. Joan e Hiro acompanham o terceiro até a cama deles.

O casamento passou a ser uma questão de amor; o amor é uma questão de escolha, e escolha implica renúncia aos outros. Mas isso não quer dizer que estes estejam mortos. Nem que precisamos desligar nossos sentidos para nos proteger de seu poder de atração.

Reconhecer o terceiro é uma confirmação da independência erótica do parceiro. É afirmar que a sexualidade de um não pertence ao outro. Ela não existe só para o outro nem em torno do outro, e não se pode presumir que se encontre legitimamente em sua jurisdição. Não se encontra. Talvez os atos, sim, mas jamais os pensamentos. Quanto mais abafamos a liberdade do outro, mais difícil é para o desejo respirar dentro de uma relação formal.

Busque a lógica, e você terá o itinerário para uma jornada mais enriquecedora. É mais ou menos assim: *Sei que você olha para outras pessoas, mas não posso saber perfeitamente o que você vê. Sei que outros olham para você, mas não sei bem quem eles veem. De repente, você já não é mais familiar. Já não é uma entidade conhecida, que não me desperta curiosidade. Na verdade, você é um grande mistério. E fico um pouco nervoso. Quem é você? Quero você.*

A aceitação do terceiro abre um espaço erótico no qual o eros não precisa ter medo de definhar. Nesse espaço, podemos ficar profundamente comovidos com a alteridade de nosso parceiro e, logo depois, muito excitados.

Sugiro que enxerguemos a monogamia não como uma certeza, mas como uma escolha. Assim ela se torna uma decisão negociada. Mais importante: se estivermos planejando passar cinquenta anos com alguém e quisermos um jubileu feliz, pode ser mais inteligente rever nosso contrato em várias circunstâncias. O limite de aceitação do terceiro varia de casal para casal, mas um gesto de cabeça afirmativo que seja já tem mais condições de manter vivo o desejo pelo amor da nossa vida — e, talvez, criar uma nova "arte de amar" para o casal do século XXI.

11. Apimentar de novo o sexo: Trazendo o erotismo para casa

> *O amor nunca morre de morte natural. Morre porque não sabemos reabastecer sua fonte.*[1]

> *É preciso coragem para se forçar a ir onde nunca se esteve... testar seus limites... romper barreiras. E chegou o dia em que o risco de continuar espremido dentro do botão era mais doloroso que o de desabrochar.*[2]
> Anaïs Nin

Sempre me espanta que as pessoas tenham tanta disposição em fazer experiências sexuais fora do casamento, mas, em casa, sejam contidos e puritanos. Muitos de meus pacientes têm, segundo eles mesmos, uma vida doméstica sem graça e sem sensualidade, mas são consumidos e excitados por uma vida sexual altamente imaginativa fora dali — amantes, pornografia, sexo virtual, devaneios. Para eles, o amor sexual fica comprometido quando se forma uma família, até mesmo de duas pessoas. Eles se anestesiam eroticamente. Depois, não tendo se permitido liberdade, nem mesmo de imaginação, em sua relação, saem de casa para se imaginar novamente liberados das restrições do compromisso. Segurança em casa, aventura e paixão na rua. Então, quando a mídia frenética (mas regularmente) anuncia que os casais não estão transando, não posso deixar de pensar que talvez estejam transando muito, só que fora da relação conjugal.

A paixão pode ou não alimentar os primeiros estágios de um relacionamento. De uma maneira ou de outra, é previsível que a volatilidade do erotismo apaixonado se transforme numa alternativa mais discreta, estável e administrável: o amor maduro. É sabido que até mesmo a bioquímica da paixão tem vida curta. A antropóloga evolucionista Helen Fisher[3] observa que o coquetel hormonal da paixão — dopamina, norepinefrina e b-feniletilamina — dura, no máximo, alguns anos. A oxitocina, o hormônio do carinho, dura mais que todos esses. Os frutos desse amor maduro — companheirismo, respeito profundo, reciprocidade e afeto — são considerados por muitos uma boa troca pelo ardor erótico. Se atração e desejo foram os atores centrais de seu namoro, agora eles saem de cena para deixar acontecer o ato principal: a construção de uma vida a dois.

O erotismo está conspicuamente ausente de nossa ideia de casamento. Claro, espera-se que os casais formais transem e até gostem de fazê-lo hoje em dia. O sexo exclusivamente para procriação é, em teoria, ultrapassado. Só que sexo e erotismo não são a mesma coisa, e o sexo lascivo, íntimo, ardente, carente e frívolo dos amantes rareia após o *open house*. Apesar da mídia saturada de sexo e sua promessa de excitação irrestrita para quem seguir as dez ideias sugeridas na revista daquela semana, ainda há algum anti-hedonismo envolvendo o sexo domesticado. Será que nos inundam de artigos ensinando como ter transas tórridas com o parceiro porque não acreditamos que isso seja possível? Mais exatamente, será que, no fundo, acreditamos que não é para ser assim? Será que acreditamos que, não importa quão livres fomos antes de nos amarrarmos, o casamento não é lugar para a indecência da concupiscência?

Se o casamento se baseia no amor, como gostamos de pensar, o sexo no casamento precisa ser uma declaração de amor. Tem que ser significativo. No entanto, a terapeuta sexual Dagmar O'Connor diz:

> Para ser "significativo", o sexo [no casamento] precisa sempre ser uma manifestação de amor — de preferência constante e duradouro — sempre que vamos nos deitar juntos. E que fardo incrível isso é! Elimina a transa estimulada por uma quantidade de outras emoções e sensações: a transa travessa e a zangada, a rápida, a desatenta e a cheia de malícia. Elimina, na verdade, praticamente qualquer ocasião para se

transar. Afinal de contas, quem pode sentir "amor constante e duradouro" tão pontualmente — sobretudo às onze da noite?[4]

Fomos ensinados que casamento é compromisso, segurança, conforto e família. É um assunto sério, um empreendimento responsável e refletido; nele encontramos todas as nossas necessidades e todos os nossos deveres. O divertimento e tudo que o acompanha (risco, sedução, malícia, transgressão) são deixados à própria mercê do lado de fora da arquitetura sólida do lar.

Muitos profissionais da minha área entendem a intensidade que molda os primeiros estágios do namoro como um tipo de loucura temporária, destinada a ser curada pelos rigores do longo prazo. Interpretam o desejo de aventura sexual — desde simples flerte até a paixão, desde manter contato com namorados anteriores até travestimento, triângulos e fetiches — como fantasia infantil ou medo de compromisso. Dão preferência a um modelo de amor como parceria de companheirismo, intimidade e colaboração. Ficamos, então, com uma relação forte em cooperação e comunicação, mas fraca em cumplicidade e diversão. Só que a amizade desapaixonada é um ambiente problemático para o cultivo do erotismo.

O DIA EM QUE RECEBI AQUELA ALIANÇA...

Jacqueline e Philip estão tentando reacender a chama da paixão. Casados há dez anos, estão finalmente saindo da confusa fase dos filhos pequenos. Esse ano, o caçula começou o jardim de infância, o que restaurou certa ordem na rotina deles. Ao mesmo tempo, no ano passado, houve uma epidemia de divórcio entre os amigos dos dois.

— Todos aqueles casais com quem saíamos, que se casaram mais ou menos na mesma época que nós, estão jogando a toalha — conta Philip. — Isso faz a gente pensar nas coisas que a gente valoriza e nos coloca frente a frente com as falhas estruturais da nossa relação.

— E qual é essa falha? — pergunto.

— Sexo — responde ele.

— Traição — responde ela.

Quando se conheceram, Philip considerava Jacqueline seu grande prêmio.

— Jackie era inteligente, bonita e sexy. Eu não podia acreditar que estivesse interessada em mim. Mas eu estava mesmo a fim dela, só pensava nela. A gente se dava maravilhosamente bem na cama. Até eu pedi-la em casamento.

— O que aconteceu quando ela disse sim? — pergunto.

— Nada, mas algo mudou quando eu recebi aquela aliança. Na ocasião, não associei uma coisa à outra, mas agora vejo com bastante clareza. Entrar numa família fez com que eu não conseguisse dar mais nada. Nunca falei com ela sobre isso. Tentei negar até para mim mesmo que houvesse algo diferente. Mas logo, logo, ela não me dava mais tesão. Com o tempo, toda vez que ela viajava, mesmo que fosse só por uma noite, eu entrava na internet ou ia para um bar.

Seguiram-se oito anos de transgressões, umas descobertas, outras reveladas, outras ainda caridosamente mantidas em segredo. A sequência se tornou repetitiva, o encerramento de um episódio levava a uma nova onda de transgressões. A vergonha que Philip sentia era sempre acompanhada de remorso e arrependimento. Ele prometia mudar. Dava grandes demonstrações de ser um homem íntegro e um bom marido, e ela sempre o perdoava e o aceitava de volta. Aí tornava a se sentir insatisfeito e voltava ao mesmo comportamento. Nesses anos, eles também tiveram dois filhos, Jackie publicou seu primeiro livro, Philip foi admitido como professor titular em uma universidade e eles se mudaram para Nova York. Com tantos desdobramentos, eles deixaram para tratar do problema depois. Mas a última rodada foi demais para Jackie.

Para entender a sexualidade de Philip, sigo o elo até seus pais, cujo casamento representava para ele a divisão entre domesticidade "segura" e erotismo "perigoso". Enquanto sua mãe criou cinco filhos, seu pai se envolvia com uma série ininterrupta de mulheres, sem nem se dar muito ao trabalho de esconder. Com o avô de Philip tinha sido a mesma coisa.

— Meu pai, que era na verdade um homem muito simpático, falava no assunto sem dar muita bola para o que a gente sentia em relação àquilo tudo e menos ainda para o que minha mãe sentia — conta Philip.

Sua mãe sofria muito, mas também era uma mulher prática que nunca esqueceu que tinha cinco filhos para alimentar.

— Ela nunca falava nisso, mas todos sabíamos que precisava tanto de nós quanto precisávamos dela.

Para não perturbá-la ainda mais, Philip tentou ser tão diferente do pai quanto possível. Tornou-se o que chama de criança prodígio assexuada.

— Eu era totalmente moralista e crítico — admite Philip, com tristeza. — Na superfície, eu era o sujeito com quem as garotas podiam sair sem perigo, porque sabiam que eu não me aproveitaria delas, mas no fundo eu era outra coisa, e me odiava por isso.

Na adolescência, Philip desenvolveu um gosto secreto e irresistível por pornografia. Quando ficou mais velho e o sexo passou a ser uma opção concreta, ele procurava mulheres que podia pegar rapidamente para transas inconsequentes.

— De alguma forma, aquela moral rígida que eu defendia só alimentava minha obsessão por quebrar as regras.

Para Philip, o desafio à decência comum era a essência de seu sistema íntimo de excitação. Sexo, objetificação e transgressão passaram a ser uma coisa só. Ironicamente, excluindo sua sexualidade de sua relação com Jackie, Philip espera protegê-la dos perigos de seu desejo.

É óbvio que Jackie ficou muito perturbada com a perda de intensidade de sua vida sexual. Nunca tendo sido muito segura de seu magnetismo, também não esperava que Philip se interessasse por ela. Quando a vida sexual dos dois perdeu fôlego, ela concluiu que ele simplesmente perdera o interesse e que isso era de se esperar. Tendo crescido com um irmão que vivia entrando e saindo de instituições psiquiátricas, acostumou-se a não precisar de quase nada. Aprendeu a não se impor e a não sonhar grande.

Enquanto Philip busca afirmação externamente, a autoafirmação de Jackie se baseia unicamente nele e no que ele sente por ela. Jackie ilustra a sexualidade de muitas mulheres. No início, quando Philip só pensava nela, ela desabrochou. Não havia problema. Sentia-se aberta, ousada, sexy e desejada. Hoje, lembrando o que aprendeu na infância, ela evita se oferecer temendo ser rejeitada. Quando arranja coragem de tomar alguma iniciativa, Philip se sente pressionado a reagir e satisfazê-la.

— Sempre que Jackie me procura, fico paralisado — confidencia ele.

— O que aumenta a insegurança dela — concluo.

Pode-se dizer que o desejo masculino percorre todo o leque entre dois extremos: os que pedem que a parceira o procure, confirmando que são desejáveis, e os que não querem isso, julgando-se passivos e, por isso, pouco viris. Sempre inseguro de seu poder como o filhinho da mamãe, aquele que é avesso a investidas está no limite entre meninice e virilidade. Como é de se prever, Philip interpreta as propostas de Jackie como carência, não como convites tentadores.

Philip se sente culpado por não conseguir ter um envolvimento erótico maior com a esposa. Quando lhe peço uma imagem sexual que a inclua, ele evoca uma cena dos dois se beijando romanticamente ao pôr do sol. Acrescenta que tem dificuldade, agora, de imaginá-la de forma apaixonada e erótica. Diz a ela abertamente:

— Simplesmente não consigo imaginar você como uma mulher sexual. Fico chateado com isso, mas é a verdade.

Philip queria muito ter uma relação ardente com Jackie, mas acha que o cabo de guerra dentro dele não permite isso. Ele teme a crueza de seu desejo dentro dos laços sagrados do matrimônio e se envergonha de sua necessidade de sexo objetificado. Em seu pensamento, o amor não é lugar para isso.

"VOCÊ NÃO QUER FAZER ISSO COM SUA ESPOSA"

Muitos dos meus pacientes têm medo de manifestar excitação intensa com a pessoa que amam e respeitam. Philip não é o único a usar a decência como álibi para a falta de desejo. Talvez você reconheça um desses comentários: "Não consigo imaginá-lo dizendo o que quero ouvir. Ele não me reconheceria". "Não gosto de pensar, muito menos de falar sobre o que eu fazia antes de nos conhecermos." "Não posso fazer isso com minha esposa." O erotismo doméstico veste um manto de decoro.

Quando Philip me diz que Jackie nunca faria esse tipo de coisa, pergunto a ele:

— Que tipo de coisa?

Preparada para uma longa lista de excentricidades pesadas, me surpreendo quando ele revela o cardápio básico de sua imaginação sexual:

— Não sou afeito a sutilezas. Gosto do que é óbvio. Gosto de brinquedos sexuais, lingerie, pornografia, de falar coisas sujas. Sexo cru e puro.

— Coisas que você e Jackie faziam antes do casamento? — pergunto.

— É. — Ele dá de ombros.

— E agora Jackie não quer essas coisas? Ou você não quer com ela? Não sinto que ela tenha mudado tanto assim. Até que ponto você sente que isso não é coisa que se faça com a esposa: Parece que você acha errado objetificar quem ama.

— Está dizendo que não é?

— Estou dizendo que não precisa ser. Sabe, muitos casais brincam com a objetificação como uma forma de colocar um certo estranhamento no parceiro que ficou muito familiar. Muitas vezes a objetificação é considerada falta de intimidade e é rejeitada, mas acho que, quando os dois participam, é outro tipo de intimidade. A gente tem que confiar muito numa pessoa para se permitir esquecer quem ela é.

O desejo é segregado por ser psicológico e por ser cultural. Qualquer experiência de amor inclui alguma dependência. Na verdade, a dependência é um ingrediente essencial da união. Mas gera uma ansiedade tremenda, porque pressupõe que a pessoa que amamos tem poder sobre nós. É o poder de nos amar, mas também de nos abandonar. O medo — de críticas, de rejeição, da perda — está incrustado no amor romântico. Ser rejeitado sexualmente por quem amamos é especialmente doloroso. Portanto, temos menos propensão a nos aventurar eroticamente com a pessoa de quem dependemos tanto e cuja opinião nos é primordial. Preferimos nos corrigir, mantendo um roteiro erótico rigorosamente negociado, aceitável e até tedioso, a correr o risco de ofender.

Não admira que uns só possam se envolver livremente nos perigos e nas aventuras do sexo quando há menos coisas em jogo em termos afetivos — quando amam menos ou, sobretudo, quando não têm tanto medo de perder o amor. Stephen Mitchell diz: "Não é que a aventura necessariamente perca o brilho com o tempo, mas fica mais arriscada".[5]

Jackie ouviu tudo com atenção até agora e está pacientemente aguardando sua vez.

— Ouço essa conversa toda sobre nervosismo — começa ela —, mas, comigo, ele quase chega a ser bobo, mais como um garoto de doze anos que um homem. É difícil soltar minha sexualidade com um adolescente. Por que ele acha que precisa sair para isso? Talvez eu devesse comprar uma peruca e aparecer no bar — brinca ela.

— Não é má ideia — respondo.

CONVERSA VIRTUAL COM O CÔNJUGE

Mostro que, da forma como compartimentalizou sua sexualidade — o sexo amoroso em casa e o sexo quente reservado a estranhos —, Philip os privou do erotismo. Seu repertório é limitado. Mas ele não é o único culpado; Jackie transferiu para as mãos dele a responsabilidade por sua autoestima sexual, e recomendo a ela que a recupere. Ele não deve ter esse monopólio.

— Jackie, há quanto tempo você não flerta com alguém? — pergunto. — É capaz de se abrir para os olhos de outros homens, para que Philip não seja a única fonte de confirmação da sua sexualidade?

Philip começa a se remexer desconfortável na cadeira.

— Um minutinho — diz.

— Não se preocupe, não estou sugerindo uma retaliação — tranquilizo-o. — Sua esposa é uma mulher muito bonita, e se você não consegue ver isso, por que outra pessoa não pode dizer isso a ela?

Nessa mesma linha, sugiro também que eles criem e-mails novos, reservados exclusivamente para diálogos eróticos entre eles — seus pensamentos, suas lembranças, suas fantasias e suas seduções. Mostro que a intenção não é que essa correspondência seja sobre os problemas em seu relacionamento, mas que seja um espaço para brincadeiras. Quero que usem o espaço da internet para despertar curiosidade, um sentimento de aventura e um tipo de ansiedade sadia. A escrita tem muitas vantagens sobre a fala. Você diz tudo que quer, trabalha sua resposta e, ao escrever, dá voz a coisas que não ousa pronunciar em voz alta. A escrita dá um distanciamento, e torço para que isso desmonte as inibições deles.

No Dia dos Namorados, Jackie já está à vontade na arte da sedução. É brincalhona e ousada, não só em seus e-mails com Philip, mas com outros homens também. Vários meses depois, ela me conta:

— Seu conselho para que eu me afirmasse com outros homens foi muito bom para mim. — Ela começou a sair com amigos do sexo masculino, a ir a concertos e exposições, e andou sendo mais sedutora. — Nada de mais, mas é divertido estar de novo no mundo, falando com homens que não são meu marido, sabendo que eles gostam da minha companhia. E agora, cada palavra e cada olhar de Philip não são a coisa mais importante da minha vida.

A segurança recuperada de Jackie deixou Philip ligeiramente instável, o que acabou sendo bom. Ele está intrigado com os e-mails dela e se admira ao descobrir que, no léxico vivo do sexo, ela demonstra autoconfiança. Tudo isso a sexualiza aos olhos dele. Libertado da previsibilidade de um roteiro, ele olha de novo. O pseudoanonimato dos e-mails permitiu que ele a visse como um sujeito com desejos próprios, transformando-a no objeto do desejo dele.

— Estou dizendo coisas a ela que jamais imaginei ser capaz de dizer. Achei que ela perderia o interesse por causa disso, mas não. Ela precisa de muito menos proteção do que projetei — admite Philip. — Percebi que projeto nela um monte de coisas que são mais minhas, ou pelo menos da minha família.

— Não entendo como suas aventuras me protegeriam, embora eu saiba que isso faz sentido para você — diz Jackie. — Não concordo, mas entendo. Mesmo assim, sempre fiquei admirada em como era fácil descobrir suas traições. Como se você pedisse para ser apanhado e poder vir receber o castigo da mamãe. Não estou interessada em repetir o drama da sua família. Se for para ser assim, eu me separo, e você sabe disso.

— Perceber que eu tinha força para sair de casa me ajudou a escolher ficar. Tenho muito mais liberdade. Quando tomo a iniciativa para transar agora, me sinto quase depravada, e gosto disso. "Quer isso, Philip? Tome!" Não precisa ser romântico nem muito pessoal. Gosto muito de coisas diferentes. Prefiro quando é delicado, mas algo mais voraz de vez em quando também é bom — me diz ela.

Já trabalho há anos com Jackie e Philip, de modo intermitente. Ele parou de pular a cerca e, com o tempo, procurou formas de se livrar da convicção arraigada de que o sexo não pertence ao ambiente doméstico. Encontrou maneiras de entender que um homem sexual também é um homem fiel e conseguiu desfazer padrões familiares que já vinham de pelo menos três gerações. No passado, o fascínio de Philip por pornografia era seu refúgio, sua fantasia de imediatismo em que o momento do desejo e o da satisfação se fundiam. As mulheres na tela não ofereciam resistência e não exigiam esforço. A tensão entre esperar e ter era anulada, e Philip nunca tinha que conciliar o desejo no contexto do amor. Aos poucos, ele autorizou as partes deslocadas de sua sexualidade a irem para casa e conseguiu permanecer um pouco mais presente com a esposa.

O desafio permanente para Jackie e Philip é continuar a levar o erotismo para sua casa — experimentar pequenas transgressões, esforços ilícitos e idealizações apaixonadas em sua vida íntima. O analista e escritor inglês Adam Phillips ressalta esse ponto em seu livro *Monogamy*:

O proibido é que excita — se o desejo é fundamentalmente transgressivo, o monogâmico é como os muito ricos. Precisam descobrir sua pobreza. Têm que passar fome o suficiente. Em outras palavras, têm que trabalhar, nem que seja para manter o que está exageradamente à mão ilícito a ponto de ter graça.[6]

É POSSÍVEL QUERER O QUE JÁ SE TEM?

Oscar Wilde disse: "Neste mundo só há duas tragédias. Uma é conseguir o que se quer, e a outra é não conseguir".[7] Quando nossos desejos não são satisfeitos, ficamos desapontados. É frustrante ter negado um aumento de salário, uma vaga na universidade, um teste para um papel. Quando o objeto do nosso desejo é uma pessoa e somos rejeitados, nos sentimos sós, indignos, não amados ou — pior — não merecedores de amor. Mas o desejo satisfeito traz sua marca de perda. Conseguir o que se quer tira a empolgação do querer. O gostoso da torcida, as estratégias complicadas da busca, as fantasias tensas, em resumo, toda a atividade e toda a energia empregadas no querer dão lugar ao ter. Pense na última coisa que você precisava ter, até a hora em que a obteve. Agora que ela é sua, talvez você a aproveite, talvez goste dela, mas ainda a quer? Será que ao menos se lembra do quanto a quis? É como disse Gail Godwin: "desejar a saudade será sempre mais intenso que o reencontro".[8]

É mais difícil querer o que já se tem? A lei da diminuição dos retornos sustenta que quanto maior a frequência, menor a satisfação. Quanto mais se usa um produto, menos eficaz ele se torna com o tempo. Em sua 15ª visita, Paris não é igual ao que foi para você na primeira. Felizmente, a lógica desse argumento acaba quando aplicada ao amor, pois parte do princípio equivocado de que podemos possuir uma pessoa assim como possuímos um iPod ou um novo par de sapatos Prada.

Quando minha amiga Jane diz "Talvez eu só queira o que não posso ter", respondo:

— O que a faz pensar que você tem seu marido?

A grande ilusão do amor institucional é achar que somos donos do outro. Na verdade, a independência pessoal é inexpugnável, e o grande mistério de cada um é sempre insondável. Tão logo começamos a reconhecer isso, o desejo sustentado vira uma possibilidade real. Acho extraordinário como uma súbita ameaça ao status quo (uma traição, uma paixão, uma ausência prolongada ou mesmo uma boa briga) consegue acender o desejo de uma hora para outra. Nada como o medo da perda para fazer aquele sapato velho parecer novo outra vez.

O contra-argumento à lei da diminuição dos retornos é o princípio de que o investimento constante leva a uma satisfação maior. Quanto mais fazemos alguma atividade e quanto melhor a fazemos, mais gostamos de fazê-la. A jogadora de tênis que a cada semana fica melhor no esporte defenderia os efeitos positivos da frequência. Para ela, Paris é cada vez mais interessante. Quanto mais ela treina, melhor joga e mais confiança ganha. Quanto mais confiança ela ganha, mais se arrisca. Quanto mais se arrisca, mais empolgante é o jogo. Naturalmente, todo esse treino requer esforço e disciplina. Não é apenas uma questão de estar a fim; exige paciência e atenção constantes. A jogadora de tênis sabe, por intuição, que o progresso raramente é linear, sabe que tem altos e baixos, mas também sabe que a recompensa vale o esforço.

Infelizmente, quase sempre associamos esforço a trabalho e disciplina a sofrimento. Há uma forma diferente de se pensar. O trabalho pode ser criativo e positivo, pode gerar vitalidade em vez de exaustão Se quisermos que o sexo seja satisfatório, temos que nos esforçar exatamente dessa maneira.

O MITO DA ESPONTANEIDADE

Há um ideal poderoso agindo na visão que muita gente tem do sexo: de que é uma adaptação instantânea, uma compatibilidade de pele perfeita desde o início. O bom sexo é, supostamente, fácil, livre de tensões e desinibido. Ou acontece ou não acontece. Essa ideia quase sempre é acompanhada pelo mito da espontaneidade. A palavra "espontâneo" surge como um mantra sempre que os homens e as mulheres em meu consultório falam do que constitui, para eles, o sexo verdadeiramente erótico, excitante, empolgante e inadiável. É difícil exagerar sua convicção entusiasmada de que sexo bom mesmo só acontece de improviso.

Gostamos de achar que o sexo surge de um impulso ou de uma inclinação natural, espontânea e sem artifício. Fala-se em arrebatamento.

— Eu não resisti... senti uma eletricidade correndo nas veias... foi mais forte que nós dois... fiquei completamente entregue.

Essa paixão pela teoria do big bang do sexo sugere impaciência com a sedução e com as brincadeiras eróticas, que são muito demoradas, demandam muito esforço e — principalmente — exigem consciência plena. Muitos desconfiam do sexo premeditado. Estão convictos de que, nesse assunto, estamos sujeitos às maquinações da mágica e da química. A ideia de que o sexo deve ser espontâneo quase nos isenta de querê-lo, de sermos donos do nosso desejo e manifestá-lo com vontade. Já que só acontece naturalmente, não precisamos ir atrás. É irônico que, numa sociedade tão determinada, a determinação de evocar o assunto sexo pareça pouco sutil e grosseira. Embaraça-nos, como se fôssemos flagrados fazendo algo impróprio.

Quando meus pacientes ficam nostálgicos sobre aquele tempo em que o sexo pegava fogo rápido, lembro-lhes que, mesmo naquela época, a espontaneidade era um mito. O que quer que acontecesse "na hora" era, geralmente, resultado de horas, se não dias, de preparação. Que roupa, que assunto, que restaurante, que música? Aquele planejamento todo — aquela produção detalhadíssima e muito criativa — fazia parte da preparação e do desfecho.

Por isso, aconselho meus pacientes a dispensarem a espontaneidade. É uma ideia muito sedutora, mas, numa relação prolongada, tudo que tinha para "acontecer naturalmente" já aconteceu. Em determinada altura do relacionamento, o casal não tem opção senão fazer acontecer. Sexo formal é sexo intencional. "Eu não resisti" tem que passar a ser "Eu não quis resistir". "Caímos nos braços um do outro" tem que passar a ser "Quero agarrar você". "A gente tem uma química" tem que passar a ser "Será que rola uma química entre a gente hoje?". Meu objetivo é ajudar os pacientes a se sentirem confortáveis com a sexualidade como uma parte de sua vida reconhecida conscientemente e acolhida com entusiasmo, como algo que exige total engajamento.

A ideia de planejar é um obstáculo a superar. Muitos casais associam planejamento a horário, horário a trabalho, e trabalho a obrigação. A terapia é o processo de desmontar essas convicções.

INTENCIONALIDADE

Dominick e Raoul se queixam de sua vida sexual sem graça. No início do namoro, quando Raoul ainda morava em Miami, a distância impedia a rotina.

Os fins de semana eram esperados ansiosamente e nunca eram monótonos. Agora que moram juntos, os dois, quando não estão trabalhando, estão envolvidos com afazeres e incumbências domésticas. Não posso deixar de notar a discrepância entre a atenção que dedicam a esses afazeres e a displicência com que tratam sua vida sexual — como se o sexo funcionasse segundo outro princípio.

— A roupa não se lava sozinha — argumenta Dominick, na defensiva.

— E o sexo acontece sozinho? — retruco.

Dominick finge não entender o que quero dizer com sexo planejado.

— Quer que eu coloque na agenda? Quinta-feira, dez? Que deprimente.

— Se não querem que o sexo seja mais uma coisa na sua lista de afazeres, não o tratem como tal — respondo. — Não falo de marcar hora para transar, falo de criar um espaço erótico, e isso leva tempo. O que vai acontecer nesse espaço fica em aberto, mas o espaço em si é marcado pela intencionalidade. Como aquele jantar que você fez para Raoul semana passada: não aconteceu à toa.

Dominick adora cozinhar. Sábado, preparou um guisado italiano clássico para Raoul. Começou como uma ideia — de que gostaria de fazer uma coisa gostosa. Ele brincou com várias ideias até se resolver pela vitela. Aí, foi à Little Italy atrás da melhor carne, a uma padaria no Village atrás de seu pão de semolina preferido e a uma delicatéssen no Soho atrás dos cannoli de chocolate. Finalmente, bateu perna até achar a garrafa perfeita de Montepulciano. Levou quase o dia inteiro preparando a refeição, que acabou sendo uma delícia epicurista, até mesmo erótica. Foi planejada por prazer.

— É, é muito trabalho — admite Dominick —, mas eu gosto, então não é um trabalho chato.

— Como é que o sexo chega a lhe dar a sensação de que é trabalho? Você parece relutar em dar a mesma atenção à sua vida erótica do que à sua cozinha — mostro.

— Parece muito forçado quando se trata de sexo — diz Dominick.

Como Dominick e Raoul, muitos dos meus pacientes recuam diante da ideia de deliberação. Acham que, a longo prazo, essas estratégias acabam sendo muito trabalhosas e que não deveriam mais ser necessárias após a conquista inicial.

— Seduzir? Ainda tenho que fazer isso?

Essa relutância muitas vezes é uma manifestação disfarçada de um desejo infantil de sermos amados como somos, sem qualquer esforço de nossa parte, porque somos muito especiais. É a grandiosidade da criança. E todos carregamos isso dentro de nós. "Não quero! Por que eu deveria fazer isso? Seu amor por mim deveria ser incondicional!"

A terapeuta sexual Margaret Nichols[9] observa que, embora seu parceiro possa continuar a amá-la se você engordar 23 quilos e se arrastar pela casa de chinelo e camiseta manchada, ele não vai ter tesão em você (nem você nele).

— Será que o formigamento da sedução é privilégio dos namorados? — pergunto a Dominick. — Só porque você mora com uma pessoa não quer dizer que ela esteja disponível a qualquer momento. Ela exige justamente mais atenção, não menos. Se quiser que o sexo continue bom, esse é o tipo de atenção que você tem que dispensar. Não, não todos os dias, mas de vez em quando você pode fazer de Raoul uma refeição?

O PLANEJAMENTO CRIA EXPECTATIVA

A expectativa é um ingrediente importante do desejo, e o planejamento para o sexo ajuda a criá-la. Quando prepara o jantar, Dominick quase sente o sabor. Ele imagina a surpresa e o prazer de Raoul. Espera que faça seu namorado se sentir especial e imagina a gratidão de Raoul. A fantasia é o cimento da expectativa. É uma forma de imaginar algo. É uma espécie de preliminar que ocorre fora da interação direta do casal. A expectativa faz parte da construção de um enredo; por isso os romances e as novelas são cheios de expectativa.

Acredito que a torcida, a expectativa e a ansiedade são elementos fundamentais do desejo que podem ser provocados intencionalmente, mesmo em relações de longa data. Quando saem no sábado, Nile e Sarah muitas vezes têm algumas coisas planejadas: jantar, música e, para completar, sexo. Antigamente, uma noite inteira de galanteios ia por água abaixo no instante em que Sarah ia pagar a baby-sitter.

— De repente, eu era de novo a mãe, e toda a tensão que tínhamos trabalhado para conseguir evaporava. Agora, Nile acerta com a baby-sitter enquanto eu vou direto para o quarto. Assim não quebra o clima.

Sarah e Nile têm três filhos que a mantêm ocupada 24 horas por dia. Ela sempre deixou claro para Nile que custa a abandonar esse papel, mas que o reassume num instante.

— Eu achava que era uma questão de estar a fim, mas há muito tempo não me iludo mais. Esperar estar a fim é a mesma coisa que esperar a volta de Cristo. Gosto de planejar. Isso me faz pensar em algo que espero com ansiedade quando estou brincando de Barbie com as crianças ou conferindo se fizeram o dever de casa.

O que Sarah espera com ansiedade é mais do que sexo; é um ritual. Passando bastante tempo juntos, eles saem temporariamente da prisão da realidade. Suas preliminares demoram horas. Eles fazem isso há doze anos e, quando deixam de fazer, sentem falta. Sabem que uma boa transa exige, em geral, mais que quinze minutos logo depois do noticiário.

O CULTIVO DA BRINCADEIRA

Quando os casais se queixam de uma vida sexual sem graça, sei que não estão atrás apenas de frequência. Podem até querer isso, mas o principal é a qualidade. Por isso, prefiro falar antes sobre sua vida erótica do que sobre sua vida sexual. O ato físico do sexo é um tema muito estreito, que facilmente descamba para uma conversa sobre números. A natureza humana odeia o marasmo. As pessoas desejam vibração. Querem se sentir vivas. Se tiverem alguma chance, os parceiros podem transcender o marasmo.

Os animais fazem sexo, mas o erotismo é exclusivamente humano. É transformado pela imaginação. Aliás, o ato sexual em si nem é essencial para uma experiência erótica plena, embora o sexo muitas vezes seja apenas sugerido, imaginado. O erotismo é o cultivo da excitação, uma busca deliberada de prazer. Octavio Paz[10] o associa à poesia do corpo, ao testemunho dos sentidos. Como um poema, não é linear; vai para um lado e para o outro e rodopia. Nos mostra o que não vemos com os olhos, mas com o espírito. Nos revela outro mundo dentro desse mundo. Os sentidos tornam-se servos da imaginação, nos fazendo ver o invisível e ouvir o inaudível.

O erotismo, entrelaçado como é com a imaginação, é outra forma de brincadeira. Acho que a brincadeira é uma realidade alternativa entre o que é fato e o que é ficção, um espaço seguro em que fazemos experiências, nos reinventamos e nos arriscamos. Na brincadeira, suspendemos a descrença, fingimos que algo é real mesmo quando sabemos muito bem que não é.

Aí, não cabe seriedade.

Brincadeira, por definição, é algo descontraído e natural. O grande teórico do assunto Johan Huizinga[11] afirmava que uma característica fundamental da brincadeira é a gratuidade. A gratuidade associada à brincadeira é difícil de conciliar com nossa cultura de grande eficiência e responsabilidade constante. Cada vez mais avaliamos a brincadeira pelos benefícios que traz. Praticamos esporte para adquirir um bom condicionamento cardiovascular; levamos os filhos a restaurantes para que desenvolvam o paladar; saímos de férias para recarregar as baterias. Mas, se somos atormentados pela autoconsciência, se estamos obcecados com resultados ou com medo de críticas, nosso gozo fica comprometido, é inevitável.

Quando somos crianças, brincamos naturalmente; mas nossa capacidade de brincar diminui com a idade. O sexo muitas vezes é o último espaço para folguedos que nos resta, uma ligação com nossa infância. Até muito tempo depois de a mente ter assimilado as ordens para que seja séria, o corpo permanece uma zona livre, imune às restrições da razão e da crítica. Nas relações sexuais, podemos recapturar o movimento absolutamente desinibido da criança, que ainda não se constrange diante do olhar crítico dos outros.

INTELIGÊNCIA ERÓTICA

Conheço muitos casais que conseguem isso, que não perdem o hábito de brincar um com o outro, na cama e fora dela. Estão física e sensualmente vivos, duas pessoas que não deixaram morrer o desejo que sentem uma pela outra. Mesmo em nossa cultura de gratificação imediata, elas conseguem ver a sedução como um fim em si. Johanna continua a enfeitiçar o homem que já namora há dez anos marcando encontros em motéis num bairro vizinho. Darnell e seu namorado fingem que não se conhecem quando vão a uma festa. Eric conta que faz amor com a esposa no beco do prédio em que moram quando chegam em casa às altas horas, um prazer furtivo a que se entregam antes de ver como estão as crianças. Todos os anos, Ivan e Rachel passam um fim de semana prolongado de adultério consensual com outros casais adeptos do swing.

— Em vez de ter segredos entre nós, temos entre nós e o mundo.

Jessica já socorreu o marido de muitos trechos solitários na estrada brincando com ele na faixa do cidadão do rádio. Todas as manhãs, Leo diz à esposa como é feliz por ser casado com ela, e ainda é sincero depois de mais de cinquenta anos.

Para todos esses casais, a brincadeira é fundamental no relacionamento, e o erotismo vai além do ato sexual, que pode ser solene ou súbito, com alma ou utilitário, convencional ou transgressivo, carinhoso ou quente. O fundamental é que seja prazeroso e convidativo, não um dever. Eles veneram o erótico, mas adoram sua irreverência. Gostam de transar, sobretudo um com o outro, e se dão o trabalho de alimentar um espaço erótico.

Como qualquer outro casal, esses também passam por períodos em que o desejo fica adormecido — em que um se afasta, ou simplesmente cada um está envolvido em seu projeto particular e em sua vida —, mas não se apavoram achando que há algo errado. Sabem que a intensidade erótica cresce e míngua, que o desejo é sujeito a eclipses periódicos e desaparecimentos intermitentes. Mas, se lhe dão atenção suficiente, eles conseguem recuperar o frisson.

Para eles, o amor é um vaso que contém segurança e aventura, e o compromisso oferece um dos grandes luxos da vida: tempo. O casamento não é o fim do romance — é o início. Eles sabem que têm anos para aprofundar sua ligação, para fazer experiências, para regredir e até falhar. Veem sua relação como algo vivo, contínuo, não um fato consumado. É uma história que estão escrevendo juntos, uma história de muitos capítulos, que nenhum dos dois sabe como vai terminar. Há sempre um lugar aonde não foram ainda, sempre algo a respeito do outro ainda por descobrir.

As relações modernas são cadinhos de desejos contraditórios: segurança e empolgação, base e transcendência, o conforto do amor e o calor da paixão. Queremos tudo isso, e com uma única pessoa. Equilibrar o doméstico e o erótico é uma operação delicada que, no máximo, conseguimos fazer por períodos. Exige conhecer o parceiro reconhecendo seu mistério persistente; criar segurança conservando-se aberto ao desconhecido; cultivar uma intimidade que respeite a privacidade. Independência e companheirismo se alternam ou seguem em contraponto. O desejo resiste ao confinamento, e o compromisso não pode engolir a liberdade inteira.

Ao mesmo tempo, o erotismo em casa exige envolvimento e atenção. É uma resistência contínua à mensagem de que casamento é sério, mais trabalho que brincadeira, e que paixão é para adolescentes e imaturos. Precisamos desfazer nossa ambivalência em relação ao prazer e desafiar nosso desconforto geral em relação à sexualidade, sobretudo no domínio familiar. Queixar-se de tédio sexual é fácil e convencional. Alimentar o erotismo no lar é um ato de desafio declarado.

Agradecimentos

Eu nunca havia escrito um livro. Achava que não suportaria a solidão. Para minha surpresa, porém, descobri que podia levar para a mesa de escrever todo o prazer que sinto no trabalho em equipe e nas conversas à noite. Costumo pensar conversando — é falando que minhas ideias surgem e ganham clareza. Algumas pessoas me ajudaram a falar; outras, a escrever. Devo muito a elas, muito mais que esta modesta homenagem. E, já que passamos dois anos refletindo sobre amor e sexo, permitam-me dizer simplesmente que em cada palavra aqui escrita vai um beijo de gratidão.

Sarah Manges, extraordinária editora, você foi minha bússola, me manteve no rumo quando as rajadas de ideias ameaçavam me arrastar. Laura Blum, você elevou meu estilo. Por não ter o inglês como língua nativa, perco certas nuances do idioma que seu senso poético sempre capta. Michele Scheinkman, só sei que uma ideia faz sentido depois que ela passa por seu crivo. Gail Winston, minha editora na HarperCollins americana, você acreditou em mim como uma mãe, me fez recolher minhas ideias dispersas e escrever sem jargões. Mary Wylie, quando editou o manuscrito do artigo que deu origem a este livro — "In Search of Erotic Intelligence: Reconciling Sensuality and Domesticity" [Em busca da inteligência erótica: Conciliando sensualidade e a vida doméstica] —, você imaginava que chegaríamos tão longe? Muitas vezes, você entendia o que eu queria dizer antes mesmo de mim. Miriam Horn, você foi a primeira pessoa a dar forma ao artigo original. Rich Simon, você fez este projeto todo andar. Uma simples pergunta em 2002 — "Em que você anda pensando?" — me fez lhe mandar algumas ideias soltas que, onze versões depois, acabaram nas páginas de uma revista de vanguarda, *The Psychotherapy Networker*. Poderia ter acabado ali, com um artigo interessante, mas, Tracy Brown, você bisbilhotava tudo que aparecia nas bancas de jornais como só uma agente literária perspicaz sabe fazer. Assim que bateu o olho na capa da *Utne Reader* que veiculava meu artigo da *Networker*, você nos ligou uma à outra e deu início a esta incrível jornada. Hoje, recomendo você a torto e a direito. Ilana Berger, você me iniciou no mundo da terapia sexual e é para mim uma mentora e amiga. Peter Fraenkel, você acreditou neste projeto antes de ele sequer ter início. Michael Shernoff, ao oferecer uma perspectiva gay, você não me deixou descambar para clichês heteronormativos. Patti Cohen e David Bornstein, é uma honra ter sido acolhida em seu círculo de escritores. Deborah Gieringer, Sandy Petrey e Katherine Frank, obrigada por serem leitoras e pensadoras com tanto tino. Phillis Levin, você é minha musa poética. Shelly Kellner, você traz a dádiva da ordem para meu caos. Sua assistência na pesquisa foi impecável. Anya Strzemien, você passou horas ouvindo e transcrevendo minhas gravações. Vamos trabalhar juntas de novo? Miriam Baker, obrigada pela maravilhosa metáfora do cativeiro.

Jamais poderei expressar a importância da contribuição de meus pacientes. Sinto-me honrada pela confiança que vocês depositam em mim. Obrigada por me deixarem entrar em suas almas e por me autorizarem a usar suas histórias para enriquecer a vida de outras pessoas. A lista agrega também amigos. Não posso citar todos os que estiveram comigo à minha mesa de jantar analisando as complexidades do desejo, mas vocês sabem quem são, e minha gratidão é infinita.

Jack Saul, estamos juntos há quase um quarto de século. Sei que você gostou do assunto que escolhi! Eu não teria concluído este projeto sem seu apoio e seu entusiasmo constantes. Você preencheu as lacunas que eu deixava. Adam, meu filho mais velho, você é meu guru em informática. Significou muito para mim vê-lo se interessar tanto pelo meu trabalho, mesmo quando ele me impedia de estar em casa. Noam, meu caçula, juro que será um grande prazer deixar que você leia meu livro quando tiver idade para isso.

Notas

1. DA AVENTURA AO CATIVEIRO [pp. 19-33]

1. Octavio Paz, *The Double Flame: Love and Eroticism*. San Diego: Harvest, 1995, p. x. [Ed. bras.: *A dupla chama*. São Paulo: Mandarin Editora, 1999.]
2. Ethel Spector Person, *Dreams of Love and Fateful Encounters: The Power of Romantic Passion*. Nova York: W. W. Norton, 1988.
3. Stephen A. Mitchell, *Can Love Last?: The Fate of Romance over Time*. Nova York: Norton, 2002.
4. Anthony Giddens, *The Transformation of Intimacy: Sexuality, Love and Eroticism in Modern Societies*. Stanford: Stanford University Press, 1992. [Ed. bras.: *A transformação da intimidade: Sexualidade, amor e erotismo nas sociedades modernas*. São Paulo: Editora da Unesp, 2003.]
5. Oficina em Fiji, 2005.
6. Stephen A. Mitchell, op. cit., p. 44.
7. Marcel Proust, disponível em: <http://www.quotationspage.com/quote/31288.html.>. Acesso em: 5 jun. 2018.
8. Mark Epstein, *Open to Desire: Embracing a Lust for Life*. Nova York: GothamGaia, p. 45. [Ed. bras.: *Aberto ao desejo: A verdade sobre o que Buddha ensinou*. São Paulo: Gaia, 2009.]

2. MAIS INTIMIDADE, MENOS SEXO [pp. 34-49]

1. Jack Morin, *The Erotic Mind*. Nova York: Rocco, 1995, p. 200. [Ed. bras.: *A mente erótica*. Rio de Janeiro: Rocco, 1997.]
2. Ethel Spector Person, *Dreams of Love and Fateful Encounters: The Power of Romantic Passion*. Nova York: W. W. Norton, 1988, p. 30.
3. Patricia Love e Jo Robinson, *Hot Monogamy: Essential Steps to More Passionate, Intimate Lovemaking*. Nova York: Plume, 1995, p. 95.

4. Michael Vincent Miller, *Intimate Terrorism: The Crisis of Love in an Age of Disillusion*. Nova York: Norton, 1995, p. 39. [Ed. bras.: *Terrorismo íntimo: A deterioração da vida erótica*. Rio de Janeiro: Francisco Alves, 1995.]

5. Michael J. Bader, *Arousal: The Secret Logic of Sexual Fantasies*. Nova York: St. Martin's, 2002.

6. Dagmar O'Connor, *How to Make Love to the Same Person for the Rest of Your Life and Still Love It*. Londres: Virgin, 1986.

7. Virginia Goldner, "Review Essay: Attachment and Eros — Opposed or Synergistic?". In: *Psa Dialogues*, v. 14, n. 3, pp. 381-96, 2004.

8. Simone de Beauvoir, *The second sex*. Nova York: Knopf, 1952, p. 446. [Ed. bras.: *O segundo sexo*. Rio de Janeiro: Nova Fronteira, 2000.]

9. Jacques Salomé, *Jamais seuls ensemble: Comment vivre à deux en restant différents*. Québec: Éditions de l'Homme, 2002, p. 13.

3. AS CILADAS DA INTIMIDADE MODERNA [pp.50-62]

1. Carly Simon, *No Secrets*: Elektra/Asylum Records, 1972.

2. Joseph Stein, *Fiddler on the Roof: Based on the Sholom Aleichem Stories*. Nova York: Limelight, 2004. (Reimpressão do roteiro original, Pocket Books, 1965.)

3. Lyman C. Wynne e A. R. Wynne, "The Quest for Intimacy". *Journal of Marital and Family Therapy*, v. 12, 1986, p. 389.

4. David Schnarch, *Passionate Marriage: Keeping Love and Intimacy Alive in Committed Relationship*. Nova York: Holt, 1991, p. 107.

5. Kaethe Weingarten, "The Discourses of Intimacy: Adding a Social Constructionist and Feminist View", *Family Process*, v. 30, 1991, p. 285-305.

4. DEMOCRACIA VERSUS SEXO QUENTE [pp. 63-77]

1. Daphne Merkin, "The Last Taboo". *The New York Times*, 3 dez. 2000.

2. Mordechai Gafni, "On the Erotic and the Ethical". *Tikkun Magazine*, abr.-maio 2003.

3. Ethel Spector Person, *Feeling Strong: The Achievement of Authentic Power*. Nova York: Morrow, 2002, p. xi.

4. Stephen A. Mitchell, op. cit., p. 144.

5. Anthony Giddens, op. cit., p. 123.

6. Disponível em: <www.urbandesires.com>. Entrevista com Tracy Quan, "The Prostitute, the Comedian, and Me", n. 1/2 jan./fev. 1995.

5. MÃOS À OBRA! [pp. 78-92]

1. Benjamin Franklin, disponível em: <http://www.quotationspage.com/quote/34574.html.>. Acesso em: 5 jun. 2018.

2. Laura Kipnis, *Against Love: A Polemic*. Nova York: Pantheon, 2003, p. 67. [Ed. bras.: *Contra o amor: Uma polêmica*. Rio de Janeiro: Record, 2003.]
3. Ronald A. Heifetz, *Leadership Without Easy Answers*. Nova York: Belknap, 1994, p. 69.
4. Leonore Tiefer, *Sex Is Not a Natural Act and Other Essays*. Boulder: Westview, 1995, p. 51.
5. Kathleen Deveny, "We're Not in the Mood". *Newsweek*, 30 jun. 2003, p. 41.
6. Jean-Claude Guillebaud, *La Tyrannie du Plaisir*. Paris: Éditions du Seuil, 1998.
7. Pascal Bruckner e Alain Finkielkraut, *Le Nouveau Désordre Amoureux*. Paris: Éditions du Seuil, 1977.
8. Barry A. Bass, "The Sexual Performance Perfection Industry and the Medicalization of Male Sexuality". *Family Journal: Counseling and Therapy for Couples and Families*, v. 9, 2001, p. 337-40.
9. Adam Phillips, *Monogamy*. Nova York: Vintage, 1996, p. 62.
10. Octavio Paz, op. cit.
11. Francesco Alberoni, *L'Érotisme*. Paris: Éditions Ramsey, 1987, p. 136.
12. Helen Fisher, *Why We Love: The Nature and Chemistry of Romantic Love*. Nova York: Holt, 2004.
13. Barry Johnson, *Polarity Management: Identifying and Managing Unsolvable Problems*. Middleville Polarity Management Associates (PMA), 1992.
14. Ibid.
15. Octavio Paz, op. cit.
16. Frank Jude Boccio, disponível em: <www.judekarma.net/yoga>. Acesso em: 28 jun. 2018.

6. SEXO É SUJO; EXCETO COM ALGUÉM QUE VOCÊ AMA [pp. 93-107]

1. Luis Buñuel, citado em Daphne Merkin, "The Last Taboo". *The New York Times*, 3 dez. 2000.
2. Disponível em: <http://en.thinkexist.com/quotation/i_regret_to_say_that_we_of_the_fbi_are_powerless/7865.html>. Acesso em: 28 jun. 2018.
3. Lillian Rubin, *Intimate Strangers: Men and Women Together*. Nova York: HarperPerennial, 1990, p. 9.
4. Jean-Claude Guillebaud, *La Tyrannie du Plaisir*. Paris: Éditions du Seuil, 1998.
5. Linda Berne, Ed. D. e Barbara Huberman, M. Ed. "European Approaches to Adolescent Sexual Behavior and Responsibility: Executive Summary and Call to Action". Washington, D.C.: Advocates for Youth, 1999.

7. MATRIZES ERÓTICAS [pp. 108-23]

1. Antoine de Saint-Exupéry, *The Little Prince*. Nova York: Harcourt, 1943. [Ed. bras.: *O pequeno príncipe*. Rio de Janeiro: HarperCollins Brasil, 2015.]
2. Gaston Bachelard, disponível em: <http://en.thinkexist.com/quotation/so-like-a-forgotten--fire-a-childhood-can-always/363615.html>. Acesso em: 28 jun. 2018.
3. Jack Morin, *The Erotic Mind*. Nova York: HarperCollins, 1995, p. 115.

4. Roland Barthes, *Fragments d'un Discours Amoureux*. Paris: Éditions du Seuil, 1977, p. 44. [Ed. bras.: *Fragmentos de um discurso amoroso*. São Paulo: Martins Editora, 2003.]

5. Jessica Benjamin, *The Bonds of Love: Psychoanalysis, Feminism, and the Problem of Domination*. Nova York: Pantheon, 1988, p. 98.

6. Michael J. Bader, op. cit., p. 147.

8. A CHEGADA DOS FILHOS [pp. 124-46]

1. Anne Roiphe, *Married: A Fine Predicament*. Nova York: Basic Books, 2002, pp. 149-50.

2. Francesco Alberoni, *L'Érotisme*. Paris: Éditions Ramsey, 1987, p. 28.

3. Cathy Winks e Anne Semans, *Sexy Mamas: Keeping Your Sex Life Alive While Raising Kids*. Nova York: Inner Ocean Publishing, 2004.

4. Adam Gopnick, *Paris to the Moon*. Nova York: Random House, 2001, pp. 299, 301.

9. CARNE E FANTASIA [pp. 147-65]

1. Louis Aragon, disponível em: <http://en.thinkexist.com/quotation/the_whole_fauna_of_human_fantasies-their_marine/323656.html>. Acesso em: 28 jun. 2018.

2. Michael J. Bader, op. cit.

3. Nancy Friday, *Men in Love*. Nova York: Delacorte Press, 1980.

4. Jack Morin, op. cit., p. 101.

5. Anthony Giddens, op. cit., p. 119.

10. A SOMBRA DO TERCEIRO [pp. 166-87]

1. Alain de Botton, *How Proust Can Change Your Life*. Nova York: Vintage, 1988, p. 171. [Ed. bras.: *Como Proust pode mudar sua vida*. Rio de Janeiro: Rocco, 1999.]

2. Alexandre Dumas, disponível em: <http://www.jimpoz.com/quotes/category.asp?categoryid=42>. Acesso em: 28 jun. 2018.

3. Michele Scheinkman, "Beyond the Trauma of Betrayal: Reconsidering Affairs in Couples Therapy". *Family Process*, v. 44, 2005, pp. 227-44.

4. Erich Fromm, *The Art of Loving*. Nova York: Harper and Row, 1956, p. 43.

5. Nancy Chodorow, *The Reproduction of Mothering: Psychoanalysis and the Sociology of Gender*. Berkeley: University of California Press, 1978, p. 194.

6. Adam Phillips, *Monogamy*. Nova York: Vintage, 1996. [Ed. bras.: *Monogamia*. São Paulo: Companhia das Letras, 1997.]

7. Laura Kipnis, op. cit., p. 78.

8. Stephen A. Mitchell, op. cit., p. 51.

9. Janet Reibstein e Martin Richards, *Sexual Arrangements: Marriage and the Temptation of Infidelity*. Nova York: Scribner, 1993, p. 73.

10. Adam Phillips, op. cit.

11. Katherine Frank, "Play Couples in Paradise: Touristic Sexuality and Lifestyle Travel". In: *Love and Globalization: Transformations of Intimacy in the Contemporary World*. Nashville: Canderbilt University Press, 2008.

11. APIMENTAR DE NOVO O SEXO [pp. 188-205]

1. Anaïs Nin, disponível em: <http://thinkexist.com/quotes/anais_nin/>. Acesso em: 6 jun. 2018.

2. Ibid.

3. Helen Fisher. "The Drive to Love". Discurso na conferência "Challenging Couples, Challenging Therapists" [Casais provocadores, terapeutas provocadores], patrocinada pela Milton H. Erikson Foundation, Los Angeles, CA, 28 maio 2004.

4. Dagmar O'Connor, *How to Make Love to the Same Person for the Rest of Your Life and Still Love It*. Londres: Virgin, 1986, p. 37.

5. Stephen A. Mitchell, op. cit., p. 114.

6. Adam Phillips, op. cit.

7. Oscar Wilde, *O leque de Lady Windermere*, Ato III, 1892.

8. Gail Godwin, disponível em: <http://en.thinkexist.com/quotation/the_act_of_longing_for_something_will_always_be/184996.html>. Acesso em: 28 jun. 2018.

9. Margaret Nichols, "What Feminists Can Learn from the Lesbian Sex Radicals". *Conditions: Fourteen*, ed. Conditions Collective. Nova York, pp. 152-63, 1987.

10. Octavio Paz, op. cit.

11. Johan Huizinga, *Homo Ludens*. Boston: Beacon Press, 1971.

Referências bibliográficas

LIVROS

ALBERONI, Francesco. *L'érotisme*. Paris: Éditions Ramsay, 1987.
_____. *Falling in Love*. Nova York: Random House, 1983.
ANGIER, Natalie. *Woman: An Intimate Geography*. Boston: Houghton Mifflin, 1999.
BADER, Michael J. *Arousal: The Secret Logic of Sexual Fantasies*. Nova York: St. Martin's, 2002.
BADINTER, Elisabeth. *XY: De l'Identité Masculine*. Paris: Éditions Odile Jacob, 1992.
BAKER, Mark. *Sex Lives: A Sexual Self-Portrait of America*. Nova York: Simon and Schuster, 1994.
BARTHES, Roland. *Fragments d'un Discours Amoureux*. Paris: Éditions du Seuil, 1977. [Ed. bras.: *Fragmentos de um discurso amoroso*. São Paulo: Martins Editora, 2003.]
BATAILLE, Georges. *Eroticism: Death and Sensuality*. Nova York: Walker, 1962. (Primeira edição 1957. Paris: Éditions de Minuit.)
BAUDRILLARD, Jean. *Seduction*. Nova York: St. Martin's, 1990. (Primeira edição 1979. Paris: Éditions Galilée.)
BEAUVOIR, Simone de. *The Second Sex*. Nova York: Knopf, 1952. [Ed. bras.: *O segundo sexo*. Rio de Janeiro: Nova Fronteira, 2000.]
BECK, Charlotte Joko. *Everyday Zen: Love and Work*. Nova York: HarperCollins, 1989.
BENJAMIN, Jessica. *The Bonds of Love: Psychoanalysis, Feminism, and the Problem of Domination*. Nova York: Pantheon, 1988.
BLUMSTEIN, Philip e Pepper Schwartz (Orgs.). *American Couples: Money, Work, Sex*. Nova York: Morrow, 1983.
BOTTON, Alain de. *How Proust Can Change Your Life*. Nova York: Vintage, 1998. [Ed. bras.: *Como Proust pode mudar sua vida*. Rio de Janeiro: Rocco, 1999.]
BOYARIN, Daniel. *Carnal Israel: Reading Sex in Talmudic Culture*. Berkeley: University of California Press, 1993.

BROOKS, Gary. *The Centerfold Syndrome: How Men Can Overcome Objectification and Achieve Intimacy with Women*. San Francisco: Jossey-Bass, 1995.
BRUCKNER, Pascal; FINKIELKRAUT, Alain. *Le Nouveau Désordre Amoureux*. Paris: Éditions du Seuil, 1977.
CAPLAN, Pat. *The Cultural Construction of Sexuality*. Londres: Tavistock, 1987.
CHEDZOGY, Kate; HANSEN, Melanie; TRILL, Suzanne (Orgs.). *Voicing Women: Gender and Sexuality in Early Modern Writing*. Pittsburgh: Duquesne University Press, 1997.
CHODOROW, Nancy. *The Reproduction of Mothering: Psychoanalysis and the Sociology of Gender*. Berkeley: University of California Press, 1978.
DAVIS, Michele Weiner. *The Sex-Starved Marriage: A Couple's Guide to Boosting Their Marriage Libido*. Nova York: Simon and Schuster, 2003.
EPSTEIN, Mark. *Open to Desire: Embracing a Lust for Life*. Nova York: Gotham, 2005.
FILLION, Kate. *Lip Service: The Truth about Women's Darker Side in Love, Sex, and Friendship*. Nova York: HarperCollins, 1996.
FISHER, Helen. *Why We Love: The Nature and Chemistry of Romantic Love*. Nova York: Holt, 2004.
FRANK, Katherine. *G-Strings and Sympathy: Strip Club Regulars and Male Desire*. Durham: Duke University Press, 2002.
FRIDAY, Nancy. *The Erotic Impulse: Honoring the Sensual Self*. David Steinberg (Org.). Nova York: Tacher, 1992.
_____. *Women on Top: How Real Life Has Changed Women's Sexual Fantasies*. Nova York: Simon and Schuster, 1991.
FROMM, Erich. *The Art of Loving*. Nova York: Harper and Row, 1956.
GIDDENS, Anthony. *The Transformation of Intimacy: Sexuality, Love, and Eroticism in Modern Societies*. Stanford: Stanford University Press, 1992.
GILBERT, Harriett. *Fetishes, Florentine Girdles, and Other Explorations into the Sexual Imagination*. Nova York: HarperPerennial, 1993.
GOPNICK, Adam. *Paris to the Moon*. Nova York: Random House, 2001.
GOTTMAN, John. *Why Marriages Succeed or Fail... and How You Can Make Yours Last*. Nova York: Simon and Schuster, 1994.
GUILLEBAUD, Jean-Claude. *La Tyrannie du Plaisir*. Paris: Éditions du Seuil, 1998.
HANAUER, Cathi. *The Bitch in the House: 26 Women Tell the Truth about Sex, Solitude, Work, Motherhood, and Marriage*. Nova York: HarperPerennial, Reprint Edition, 2003.
HEIFETZ, Ronald A. *Leadership without Easy Answers*. Nova York: Belknap, 1994.
HEYN, Dalma. *The Erotic Silence of the American Wife*. Nova York: Plume, 1992.
ILLOUZ, Eva. *Consuming the Romantic Utopia: Love and the Cultural Contradictions of Capitalism*. Berkeley: University of California Press, 1997.
JOHNSON, Barry. *Polarity Management: Identifying and Managing Unsolvable Problems*. Middleville: Polarity Management Associates (PMA), 1992.
JONES, Daniel. *The Bastard on the Couch: Twenty-Seven Men Try Really Hard to Explain Their Feelings about Love, Loss, Fatherhood, and Freedom*. Nova York: Morrow, 2004.
KIPNIS, Laura. *Against Love: A Polemic*. Nova York: Pantheon, 2003.
KLEINPLATZ, Peggy. *Directions in Sex Therapy: Innovations and Alternatives*. Nova York: Brunner-Routledge, 2001.

LEVINE, Stephen. *Handbook of Clinical Sexuality for Mental Health Professionals*. Nova York: Brunner-Routledge, 2003.
LOVE, Patricia; ROBINSON, Jo. *Hot Monogamy: Essential Steps to More Passionate, Intimate Lovemaking*. Nova York: Plume, 1995.
MALTZ, Wendy. *The Sexual Healing Journey: A Guide for Survivors of Sexual Abuse*. Nova York: HarperPerennial, 1992.
MARNEFFE, Daphne de. *Maternal Desire: On Children, Love, and the Inner Life*. Boston, Mass.: Little, Brown, 2004.
MCDOUGALL, Joyce. *The Many Faces of Eros: A Psychoanalytic Exploration of Human Sexuality*. Londres: Free Association, 1995.
MILLER, Michael Vincent. *Intimate Terrorism: The Crisis of Love in an Age of Disillusion*. Nova York: Norton, 1995.
MITCHELL, Stephen A. *Can Love Last? The Fate of Romance over Time*. Nova York: Norton, 2002.
MORIN, Jack. *The Erotic Mind*. Nova York: HarperCollins, 1995. [Ed. bras.: *A mente erótica*. Rio de Janeiro: Rocco, 1997.]
O'CONNOR, Dagmar. *How to Make Love to the Same Person for the Rest of Your Life and Still Love It*. Londres: Virgin, 1986.
ORTEGA, José Gasset y. *Études sur l'Amour*. Paris: Éditions Payot et Rivages, 1992.
PASINI, Willy. *La Force du Désir*. Milão: Arnoldo Mondadori, 1997.
PAZ, Octavio. *The Double Flame: Love and Eroticism*. San Diego: Harvest, 1995. [Ed. bras.: *A dupla chama*. São Paulo: Mandarin Editora, 1999.]
PERSON, Ethel Spector. *Dreams of Love and Fateful Encounters: The Power of Romantic Passion*. Nova York: Penguin, 1999.
_____. *Feeling Strong: The Achievement of Authentic Power*. Nova York: Morrow, 2002.
_____. *Sexual Century*. New Haven: Yale University Press, 1999.
PHILLIPS, Adam. *Monogamy*. Nova York: Vintage, 1996. [Ed. bras.: *Monogamia*. São Paulo: Companhia das Letras, 1997.]
REIBSTEIN, Janet; RICHARDS, Martin. *Sexual Arrangements: Marriage and the Temptation of Infidelity*. Nova York: Scribner, 1993.
RUBIN, Lillian. *Intimate Strangers: Men and Women Together*. Nova York: HarperPerennial, 1990.
SAINT-EXUPÉRY, Antoine de. *The Little Prince*. Nova York: Harcourt, 1943. [Ed. bras.: *O pequeno príncipe*. Rio de Janeiro: HarperCollins Brasil, 2015.]
SALOMÉ, Jacques. *Jamais seuls ensemble: Comment vivre à deux en restant différents*. Québec: Éditions de l'Homme, 2002.
SALOMON, Paule. *Bienheureuse infidélité*. Paris: Éditions Albin Michel, 2003.
_____. *La Sainte Folie du Couple*. Paris: Éditions Albin Michel, 1994.
SCHNARCH, David. *Constructing the Sexual Crucible: An Integration of Sexual and Marital Therapy*. Nova York: Norton, 1991.
_____. *Passionate Marriage*. Nova York: Holt, 1997.
SEMANS, Anne; WINKS, Cathy. *Sexy Mamas: Keeping Your Sex Life Alive While Raising Kids*. Maui: Inner Ocean, 2004.
SHERNOFF, Michael. *Without Condoms*. Nova York: Routledge, 2006.

STEIN, Joseph. *Fiddler on the Roof: Based on the Sholom Aleichem Stories*. Nova York: Limelight Editions, ,2004. (Reimpressão do roteiro original. Nova York: Pocket Books, 1965.)

STEINBERG, David. *Erotic by Nature: A Celebration of Life, of Love, and of Our Wonderful Bodies*. Santa Cruz: Red Adler/Down There, 1991.

_____. *Erotic Impulse: Honoring the Sensual Self*. Nova York: Tarcher, 1992.

STOLLER, Robert J. *Observing the Erotic Imagination*. New Haven, Conn.: Yale University Press, 1985.

_____. *Sexual Excitement: Dynamics of Erotic Life*. Nova York: Pantheon, 1979.

TIEFER, Leonore. *Sex Is Not a Natural Act and Other Essays*. Boulder: Westview, 1995.

ARTIGOS

AMATENSTEIN, Sherry. "The Romance Is Disappearing from Our Marriage". *Redbook*, out. 2005, pp. 100-4.

BASS, Barry A. "The Sexual Performance Perfection Industry and the Medicalization of Male Sexuality". *Family Journal: Counseling and Therapy for Couples and Families*, n. 9, 2001, pp. 337-40.

_____. "Behavior Therapy and the Medicalization of Male Sexuality". *Behavior Therapist*, n. 26, 2002, pp. 167-8.

BAUMEISTER, Roy F. "Gender and Erotic Plasticity: Sociocultural Influences on the Sex Drive". *Sexual and Relationship Therapy*, n. 19, 2004, pp. 133-9.

BENDER, Michele. "Twelve Resolutions for an Incredible Sex Life". *Redbook*, out. 2005, pp. 104-8.

BERNE, Linda; HUBERMAN, Barbara. "European Approaches to Adolescent Sexual Behavior and Responsibility: Executive Summary and Call to Action". Washington: Advocates for Youth, 1999.

BRIDGES, Sara K.; LEASE, Suzanne H.; ELLISON, Carol R. "Predicting Sexual Satisfaction in Women: Implications for Counselor Education and Training". *Journal of Counseling and Development*, n. 82, 2004, pp. 158-66.

CHERLIN, Andrew J. "The Deinstitutionalization of American Marriage". *Journal of Marriage and Family*, n. 66, 2004, pp. 848-61.

CLEMENTS-SCHREIBER, Michele E.; REMPEL, John K. "Women's Acceptance of Stereotypes about Male Sexuality: Correlations with Strategies to Influence Reluctant Partners". *Canadian Journal of Human Sexuality*, n. 4, 1995, pp. 223-34.

DUNNE, Gillian A. "Opting into Motherhood: Lesbians Blurring the Boundaries and Transforming the Meaning of Parenthood and Kinship". *Gender and Society*, n. 14, 2000, pp. 11-35.

ELLIS, Bruce J.; SYMONS, Donald. "Sex Differences in Sexual Fantasy: An Evolutionary Psychological Approach". *Journal of Sex Research*, n. 27, 1990, pp. 527-55.

FISHER, Helen E.; ARON, Arthur; MASHEK, Debra et al. "Defining the Brain Systems of Lust, Romantic Attractions, and Attachment". *Archives of Sexual Behavior*, n. 31, 2002, pp. 413-9.

FLANAGAN, Caitlin. "How Serfdom Saved the Women's Movement: Dispatches from the Nanny Wars". *Atlantic Monthly*, mar. 2004, pp. 109-28.

_____. "The Wifely Duty". *Atlantic Monthly*, jan./fev. 2003, pp. 171-81.

GAFNI, Mordechai. "On the Erotic and the Ethical". *Tikkun Magazine*, abr./maio 2003.

GLADE, Aaron C.; BEAN, Roy A.; VIRA, Rohini. "A Prime Time for Marital/Relational Intervention: A Review of the Transition to Parenthood Literature with Treatment Recommendations". *American Journal of Family Therapy*, n. 33, 2005, pp. 319-36.

GOLDNER, Virginia. "Review Essay: Attachment and Eros — Opposed or Synergistic?". *Psa Dialogues*, v. 14, n. 3, 2004, pp. 381-96.

HEIMAN, Julia R.; HATCH, John. "Affective and Psychological Dimensions of Male Sexual Response to Erotica and Fantasy". *Basic and Applied Social Psychology*, v. 1, 1980, pp. 315-27.

HILLER, Dana V.; PHILLIBER, William W. "The Division of Labor in Contemporary Marriage: Expectations, Perceptions, and Performance". *Social Problems*, v. 33, 1986, pp. 191-201.

HOGGARD, Liz. "Brooke Shields Talks about Strength, Truth and Love". *Redbook*, 2005, pp. 117-21.

JAMIESON, Lynn. "Intimacy, Negotiated Nonmonogamy, and the Limits of the Couple". In: DUNCOMBE, Jean; HARRISON, Kaeren, ALLAN, Graham; MASRDEN, Dennis (Orgs.). *The State of Affairs: Explorations in Infidelity and Commitment*. Mahwah: Lawrence Erlbaum Associates, pp. 35-57.

JARVIS, Louise. "Love: What Makes It Last". *Redbook*, v. 205, set. 2005, pp. 160-5.

JULIEN, Danielle; BOUCHARD, Camil; GAGNON, Martin; POMERLEAU, Andrée. "Insiders' View of Marital Sex: A Dyadic Analysis". *Journal of Sex Research*, v. 29, 1992, pp. 343-60.

JUNG, Willi. "The Significance of Romantic Love for Marriage". *Family Process*, v. 36, 1997, pp. 171-82.

KLEINPLATZ, Peggy J. "The Erotic Encounter". *Journal of Humanistic Psychology*, v. 36, 1996, pp. 105-23.

_____. "The Erotic Experience and the Intent to Arouse". *Canadian Journal of Human Sexuality*, v. 1, 1992, pp. 133-9.

_____. "On the Outside Looking In: In Search of Women's Sexual Experience". *Women and Therapy*, v. 24, 2001, pp. 123-32.

_____. "What's New in Sex Therapy? From Stagnation to Fragmentation". *Sexual and Relationship Therapy*, v. 18, 2003, pp. 95-106.

_____; OFFMAN, Alia. "Does PMDD Belong in the DSM? Challenging the Medicalization of Women's Bodies". *Canadian Journal of Human Sexuality*, v. 13, 2004, pp. 17-27.

LEIBLUM, Sandra Risa. "Reconsidering Gender Differences in Sexual Desire: An Update". *Sexual and Relationship Therapy*, v. 17, 2002, pp. 57-68.

_____. "Sex Starved Marriages Sweeping the U.S." *Sexual and Relationship Therapy*, v. 18, 2003, pp. 427-8.

_____. "Sexuality and the Midlife Woman". *Psychology of Women Quarterly*, v. 14, 1990, pp. 495-508.

_____. "Women, Sex, and the Internet". *Sexual and Relationship Therapy*, v. 16, 2001, pp. 389-405.

LINN, Ruth. "Thirty Nothing: What Do Counselors Know about Mature Single Women Who Wish for a Child and a Family?". *International Journal for the Advancement of Counselling*, v. 18, 1995, pp. 69-84.

LIU, Chen. "Does Quality of Marital Sex Decline with Duration?" *Archives of Sexual Behavior*, v. 32, 2003, pp. 55-60.

LOBITZ, W. Charles; LOBITZ, Gretchen K. "Resolving the Sexual Intimacy Paradox: A Developmental Model for the Treatment of Sexual Desire Disorders". *Journal of Sex and Marital Therapy*, v. 22, 1996, pp. 71-84.

LYKINS, Amy D.; MEANA, Marta. "Book Reviews: The Science of Romance: Secrets of the Sexual Brain". *Archives of Sexual Behavior*, v. 33, 2004, pp. 515-22.
MALAMUTH, Neil M. "Sexually Explicit Media, Gender Differences, and Evolutionary Theory". *Journal of Communication*, v. 46, 1996, pp. 8-31.
MCCARTHY, Barry. "Male Sexuality after Fifty". *Journal of Family Psychotherapy*, v. 12, 2001, pp. 29-37.
_____. "Marital Sex as It Ought to Be". *Journal of Family Psychotherapy*, v. 14, 2003, pp. 1-12.
_____. "Marital Style and Its Effects on Sexual Desire and Functioning". *Journal of Family Psychotherapy*, v. 10, 1999, pp. 1-12.
MERKIN, Daphne. "The Last Taboo". *The New York Times*. 3 dez. 2000.
MONTGOMERY, Marilyn J.; SORELL, Gwendolyn T. "Differences in Love Attitudes across Family Life Stages". *Family Relations*, v. 46, 1997, pp. 55-61.
NICHOLS, Margaret. "What Feminists Can Learn from the Lesbian Sex Radicals". *Conditions: Fourteen*. Nova York: Conditions Collective, 1987, pp. 152-63, 159.
OGDEN, Gina. "The Taming of the Screw: Reflections on 'A New View of Women's Sexual Problems'". *Women and Therapy*, v. 24, 2001, pp. 17-21.
_____. "Women and Sexual Ecstasy: How Can Therapists Help?" *Women and Therapy*, v. 7, 1988, pp. 43-56.
PACEY, Susan. "Couples and the First Baby: Responding to New Parents' Sexual and Relationship Problems". *Sexual and Relationship Therapy*, v. 19, 2004, p. 223-46.
PARKER, Lynn. "Bridging Gender Issues in Couples Work: Bringing 'Mars and Venus' Back to Earth". *Journal of Family Psychotherapy*, v. 10, 1999, pp. 1-15.
PERSON, Ethel Spector. "Male Sexuality and Power". *Psychoanalytic Inquiry*, v. 6, 1986, pp. 3-25.
_____. "Personal Power and the Cultural Unconscious: Implications for Psychoanalytic Theories of Sex and Gender". *Journal of the American Academy of Psychoanalysis and Dynamic Psychiatry*, v. 32, 2004, pp. 59-75.
_____. "Psychoanalytic Theory of Gender Identity". *Psyche*, v. 47, 1993, pp. 505-29.
_____. "Sexuality as the Mainstay of Identity: Psychoanalytic Perspectives". *Signs*, v. 5, 1980, pp. 605-30.
PHILARETOU, Andreas G.; ALLEN, Katherine R. "Reconstructing Masculinity and Sexuality". *Journal of Men's Studies*, v. 9, 2001, pp. 301-21.
RAMPAGE, Cheryl. "Power, Gender, and Marital Intimacy". *Journal of Family Therapy*, v. 16, 1994, pp. 125-37.
REIBSTEIN, Janet. "Rethinking Marital Love: Defining and Strengthening Key Factors in Successful Partnerships". *Sexual and Marital Therapy*, v. 12, n. 3, 1997, pp. 237-47.
SCHEINKMAN, Michele. "Beyond the Trauma of Betrayal: Reconsidering Affairs in Couples Therapy". *Family Process*, v. 44, pp. 227-44.
SNYDER, Douglas K.; BAUCOM, Donald H.; GORDON, Kristina Coop. "An Integrative Intervention for Promoting Recovery from Extramarital Affairs". *Journal of Marital and Family Therapy*, v. 30, 2004, pp. 213-31.
_____. "Treating Affair Couples". *Clinical Psychology: Science and Practice*, v. 11, 2004, pp. 155-1.
SPERRY, Len; BERG, Insoo Kim Berg; CARLSON, Jon. "Intimacy and Culture: A Solution-Focused Perspective: An Interview". In: *Intimate Couple*. Philadelphia: Brunner/Mazel, 1999, pp. 41-54.

TALMADGE, Linda. "Relational Sexuality: An Understanding of Low Sexual Desire". *Journal of Sex and Marital Therapy*, v. 12, 1986, pp. 3-21.

TEPPER, Mitchell S. "Letting Go of Restrictive Notions of Manhood: Male Sexuality, Disability, and Chronic Illness". *Sexuality and Disability*, v. 17, 1999, pp. 37-52.

TIEFER, Leonore. "Towards a Feminist Sex Therapy". *Women and Therapy*, v. 19, 1996, pp. 53-64.

_____. "Arriving at a New View of Women's Sexual Problems: Background, Theory, and Activism". *Women and Therapy*, v. 24, 2001, pp. 63-98.

_____. "The Emerging Global Discourses of Sexual Rights". *Journal of Sex and Marital Therapy*, v. 28, 2002, pp. 439-44.

_____. "Offensive against the Medicalization of Female Sexual Problems". *Familiendynamik*, v. 29, 2004, pp. 121-38.

_____. "Sexology and the Pharmaceutical Industry: The Threat of Co-Optation". *Journal of Sex Research*, v. 37, 2000, pp. 273-83.

_____; HARTLEY, Heather. "Taking a Biological Turn: The Push for a 'Female Viagra' and the Medicalization of Women's Sexual Problems". *Women's Studies Quarterly*, v. 31, 2003, pp. 42-54.

WAITE, Linda J.; JOYNER, Kara. "Emotional Satisfaction and Physical Pleasure in Sexual Unions: Time Horizon, Sexual Behavior, and Sexual Exclusivity". *Journal of Marriage and Family*, v. 63, 2001, pp. 247-64.

WEIL, Susanna M. "The Extramarital Affair: A Language for Yearning and Loss". *Clinical Social Work Journal*, v. 31, n. 1, 2003, pp. 51-61.

WEINGARTEN, Kathy. "The Discourses of Intimacy: Adding a Social Constructivist and Feminist View". *Family Process*, v. 30, 1991, pp. 285-305.

WELTY, Ellen. "Give Your Marriage a Big Pick-Me-Up". *Redbook*, ago. 2004, p. 138.

WILSON, Pamela M. "Black Culture and Sexuality". *Journal of Social Work and Human Sexuality*, v. 4, 1986, pp. 29-46.

WYNNE, Lyman C.; WYNNE, A. R. "The Quest for Intimacy". *Journal of Marital and Family Therapy*, v. 12, 1986, pp. 383-94.

ZIMMERMAN, Toni Schindler; HOLM, Kristen E.; DANIELS, Katherine C.; HADDOCK, Shelley A. "Barriers and Bridges to Intimacy and Mutuality: A Critical Review of Sexual Advice Found in Self-Help Bestsellers". *Contemporary Family Therapy*, v. 24, 2002, p. 289-311.

Índice remissivo

Adele e Alan, segurança e vitalidade erótica e, 23-6, 28
agressão *ver* dominação e submissão
Alan e Adele, segurança e vitalidade erótica e, 23-6, 28
Alberoni, Francesco, 130
Amanda e Nat, fantasia e, 161-4
Amber, filhos e, 141
amor: ansiedade e, 25-6; dois pilares do, 39; institucional, ilusão do, 197-8; ódio e, 70-1
amor confortável, 44-8
âncora e onda, segurança e, 22-3
Andrew e Serena, intimidade e, 38
aprisionamento, intimidade e, 41-2
Arlene, fidelidade e, 184
Arousal (Bader), 42, 121, 150
autonomia: amor e, 38; eu e outro e, 108-13; fidelidade e, 180

Bachelard, Gaston, 108
Bader, Michael, 42, 121, 150
Barthes, Roland, 113
Beatrice e John, intimidade e, 35-7, 40-3
Ben, ética do trabalho e, 88-91
Benjamin, Jessica, 114
Boccio, Frank Jude, 91

brincadeira: casamento e, 202-4
Buñuel, Luis, 93

Can Love Last? (Mitchell), 22
Candace e Jimmy, intimidade e, 44-8
Carla e Leo, filhos e, 143-5
casamento, 188-205; ausência de erotismo no, 188-90; brincadeira e, 202-4; Dominick e Raoul e, 199-201; espontaneidade e, 198-9; ilusão do amor institucional, 197-8; intencionalidade e, 199-202; Jacqueline e Philip e, 190-7; uso do termo, 15
Charlene, filhos e, 141
Charles e Rose, segurança e vitalidade erótica, 30-3
chegada dos filhos, 124-46; diferenças culturais e, 140; mães e, 139-42; mudanças após a, 124-7, 145-6; os filhos como ídolos e, 131; pais e, 143-5; Stephanie e Warren e, 127-30, 132-9
Chodorow, Nancy, 169
Christine e Ryan, ética do trabalho e, 82-7
comunicação verbal, como intimidade moderna, 50-62, continuum mente-corpo e, 57-61; Eddie e Noriko e, 54-5, 62; "intimidade de diálogo" e, 54-7; Mitch e Laura e, 57-61;

mudanças culturais e, 50-3; *ver também* intimidade, sexualidade e
continuum mente-corpo, 57-61
Contra o amor (Kipnis), 79
Coral e Jed, dominação e, 72-6

de Beauvoir, Simone, 48
De olhos bem fechados (filme), 177-8
democracia nos relacionamentos *ver* dominação e submissão
distanciamento, intimidade e, 37-40, 48-9
dominação e submissão, 63-77; Elizabeth e Vito e, 65-9; Jed e Coral e, 72-6; Marcus e, 70; ódio e amor e, 70-1; poder e, 76-7; sadomasoquismo e, 72-6; valores culturais e, 63-8, 76-7
Dominick e Raoul, intencionalidade e, 199-201
Doug, Zoë e Naomi, fidelidade e, 171-7
Dylan, infância e desejo, 110

Eddie e Noriko, intimidade, 54-5, 62
Elizabeth e Vito, dominação e, 65-9
Epstein, Mark, 33
Eric e Jaxon, fidelidade e, 184
espaço emocional, 44-51
espontaneidade, mito da, 198-9
ética do trabalho, 78-91; Ben e, 88-91; "mecânica" da sexualidade e, 78-81; Ryan e Christine e, 82-7
eu com o próximo, infância e equilíbrio do, 108-23; autonomia e, 108-13; egoísmo e, 113-23; insensibilidade e, 121-3; James e Stella, 114-21

familiaridade, intimidade e, 35-7
fantasias, 147-65; compartilhamento de, 161-4; falta de comunicação sobre, 152-4; formas de, 151-2; Joni e Ray e, 154-61; mudança de atitude em relação a, 149-50, 164-5; Nat e Amanda e, 161-4; o terceiro e, 178
Feeling Strong (Person), 71
"ficar", 97-100
fidelidade, 166-87; autonomia e, 180; Doug, Zoë e Naomi e, 171-7; novos significados de, 167-8, 186; o terceiro e, 177-86; razões para infidelidade, 173-4; revelação da infidelidade, 175-6; segurança e, 169-70
filhos *ver* chegada dos filhos
Fisher, Helen, 84, 189
Frank, Katherine, 184
Franklin, Benjamin, 78
Friday, Nancy, 151
Fromm, Erich, 169

Gafni, Mordechai, 68
Giddens, Anthony, 25, 76, 163
Godwin, Gail, 197
Goldner, Virginia, 48
Gopnik, Adam, 140
Guillebaud, Jean-Claude, 80

hedonismo, puritanismo e, 93-107; ambivalência cultural sobre sexualidade e, 93-5, 106-7; Maria e Nico e, 101-6; Ratu e, 97-100; sexualidade adolescente e, 96-100
história, sexo separado da, 98
Hoover, J. Edgar, 93
Hot Monogamy (Love), 37
Huizinga, Johan, 203

Ian e Marguerite, fidelidade e, 184-5
igualdade *ver* dominação e submissão
incerteza, vitalidade erótica e, 27-30, 33
independência: econômica, 53; emocional, 43-4
infidelidade *ver* fidelidade
influências familiares *ver* lições da infância
intencionalidade, casamento e, 199-202
"intimidade de diálogo", 54-7
intimidade moderna, ciladas da, 50-62; continuum mente-corpo e, 57-62; Eddie e Noriko e, 54-5, 62; "intimidade de diálogo" e, 54-7; Mitch e Laura e, 57-61; mudanças culturais e, 50-3; *ver também* intimidade, sexualidade e
intimidade, sexualidade e, 34-49; aprisionamento e, 41-2; distanciamento e, 37-40, 48-9; familiaridade e, 35-7; Jimmy e Candace e, 44-

8; John e Beatrice e, 35-7, 40-3 *ver também* intimidade moderna, ciladas da

Jacqueline e Philip, casamento e, 190-7
James e Stella, infância e, 114-21
Jaxon e Eric, fidelidade e, 184
Jed e Coral, dominação e, 72-6
Jimmy e Candace, intimidade e, 44-8
John e Beatrice, intimidade e, 35-7, 40-3
Johnson, Barry, 87
Joni e Ray, fantasia e, 154-61
Julie, chegada dos filhos e, 142

Kipnis, Laura, 79, 178

Laura e Mitch, intimidade e, 57-61
Lena, infância e desejo, 111
Leo e Carla, filhos e, 143-5
lições da infância, sobre o equilíbrio do eu com o próximo, 108-23; autonomia e, 108-13; egoísmo e, 113-23; insensibilidade e, 121-3; James e Stella e, 114-21
Love, Patricia, 37

Marcus, submissão e, 70
Marguerite e Ian, fidelidade e, 184-5
Maria e Nico, puritanismo e, 101-6
Melinda, infância e desejo, 110
Men in Love (Friday), 151
Merkin, Daphne, 63
Miller, Michael Vincent, 39
Mindfulness Yoga (Boccio), 91
Mitch e Laura, intimidade e, 57-61
Mitchell, Stephen, 22, 27, 29, 72, 179, 194
monogamia *ver* fidelidade
Monogamy (Phillips), 177, 196
Morin, Jack, 34, 110, 159

Naomi, Doug e Zoë, fidelidade e, 171-7
Nat e Amanda, fantasia e, 161-4
Nico e Maria, puritanismo e, 101-6
Nin, Anaïs, 188
Noriko e Eddie, intimidade e, 54-5, 62

O'Connor, Dagmar, 45, 189
objetivos *ver* ética do trabalho
ódio, amor e, 70-1
Open to Desire (Epstein), 33

Paglia, Camille, 77
pais, influência dos *ver* lições da infância
Paris to the Moon (Gopnik), 140
Passionate Marriage (Schnarch), 56
Paz, Octavio, 19-20, 81, 88, 202
Person, Ethel Spector, 35, 71
Philip e Jacqueline, casamento e, 190-7
Phillips, Adam, 81, 177, 183, 196
poder *ver* dominação e submissão
Polarity Management: Identifying and Managing Unsolvable Problems (Johnson), 87-8
Proust, Marcel, 28
puritanismo, hedonismo e, 93-107; ambivalência cultural sobre sexualidade e, 93-5, 106-7; Maria e Nico e, 101-6; Ratu e, 97-100; sexualidade adolescente e, 96-100

quantificação da sexualidade, 80

raiva, excitação e, 120
Raoul e Dominick, intencionalidade e, 199-201
Ratu, puritanismo e, 97-100
Ray e Joni, fantasia e, 154-61
realistas, segurança e, 21
Reibstein, Janet, 179
rendição, amor e, 39
Renee, chegada dos filhos e, 142
Robbins, Anthony, 27
Roiphe, Anne, 124
românticos, segurança e, 21
Rose e Charles, segurança e vitalidade erótica, 30-2
Rubin, Lillian, 95
Ryan e Christine, ética do trabalho e, 82-7

sadomasoquismo (SM), 72-6
Saint-Exupéry, Antoine de, 108
Salomé, Jacques, 49

Scheinkman, Michele, 168
Schnarch, David, 56
segundo sexo, O (de Beauvoir), 48
segurança, vitalidade erótica e, 19-33; Adele e Alan e, 23-6, 28; âncora e onda e, 22-3; Charles e Rose e, 30-2; fidelidade e, 169-70; incerteza e, 27-30, 33; necessidade de, 12; românticos e realistas e, 21
Semans, Anne, 135
Serena e Andrew, intimidade e, 38
sexualidade adolescente, puritanismo e, 96-100
Sexy Mamas (Winks e Semans), 135
Simon, Carly, 50
Stella e James, infância e, 114-21
Stephanie e Warren, chegada dos filhos e, 127-30, 132-9
Steven, infância e desejo e, 109
submissão e dominação, 63-77; Elizabeth e Vito e, 65-9; Jed e Coral e, 72-6; Marcus e, 70; ódio e amor e, 70-1; poder e, 76-7; sadomasoquismo e, 72-6; valores culturais e, 63-8, 76-7

Talmud, história do, 166-7

Terapia do prazer (filme), 55
Tiefer, Leonore, 80
transformação da intimidade, A (Giddens), 25

valores culturais: chegada dos filhos e, 139-41; dominação e submissão e, 63-8, 76-7; intimidade e, 50-3; puritanismo e hedonismo e, 93-5, 106-7
violinista no telhado, Um (filme), 50
vitalidade erótica, segurança e, 19-33; Adele e Alan e, 23-6, 28; âncora e onda e, 22-3; Charles e Rose e, 30-2; fidelidade e, 169-71; incerteza e, 27-30, 33; necessidade de, 12; românticos e realistas e, 21
Vito e Elizabeth, dominação e, 65-9

Warren e Stephanie, chegada dos filhos e, 127-30, 132-9
Weingarten, Kaethe, 61
Wilde, Oscar, 197
Winks, Cathy, 135
Wynne, Lyman, 51

Zoë, Doug e Naomi, fidelidade e, 171-7

1ª EDIÇÃO [2018] 9 reimpressões

ESTA OBRA FOI COMPOSTA PELA ABREU'S SYSTEM EM INES LIGHT
E IMPRESSA EM OFSETE PELA LIS GRÁFICA SOBRE PAPEL PÓLEN
DA SUZANO S.A. PARA A EDITORA SCHWARCZ EM FEVEREIRO DE 2025

A marca FSC® é a garantia de que a madeira utilizada na fabricação do papel deste livro provém de florestas que foram gerenciadas de maneira ambientalmente correta, socialmente justa e economicamente viável, além de outras fontes de origem controlada.